東京慈恵会医科大学
附属病院栄養部
濱 裕宣＋赤石定典

はじめての減塩

GS
幻冬

はじめに

本書は、減塩生活をこれからはじめてみようかなという人に向けた入門書です。

この本を手にとった人のなかには、おそらく健康診断で「血圧が高め」と言われた人が一定数いるのではないかと推察します。また、家族のなかでそのように言われた人がいるというケースもあるでしょう。あるいはスーパーなどで減塩商品を見かけ、今のところ健康だけど、なんとなく「塩分を減らしたほうがいいのかな」と思いはじめた人もいるかもしれません。

本書は、そうした高血圧予備軍の人を含めた健康な人が、減塩の基本的な知識や実践の仕方を身につけ、気軽に毎日の生活で取り入れられるようになることを目的としています。高齢の人はもちろん、働き盛りの40代、50代、あるいはまだ減塩の必要はないと思っている若い世代にも幅広く読んでもらえたらと思っています。

減塩食というと、高血圧をはじめ病気になった人のための食事と思っている人も多いかもしれません。しかし、毎日摂取する塩分を適切な量に抑えることは、健康な人にとっても予防という観点から非常に重要です。

塩分は血圧と深く結びついています。塩分を摂りすぎると、血圧の高い状態が続き、血管や心臓にダメージを与えます。ダメージが積もり積もると、動脈硬化や心臓肥大などを引き起こし、心筋梗塞や心不全などの心疾患、脳卒中、不整脈、動脈瘤《りゅう》、腎不全などさまざまな循環器系の大きな病気を招く原因になります。

また食塩の摂りすぎは、循環器系の病気だけに関係しているわけではありません。腎結石、骨がもろくなる骨粗鬆症《こつそしょうしょう》、胃がんなどに対しても悪影響を及ぼすことがわかっています。ですから、減塩に取り組むのは早ければ早いほどいいのです。

ひとたび高血圧になってしまうと、厳しい減塩生活を強いられることになります。健康な人よりも1日に摂取できる塩分量が制限され、その数字を厳格に守らなければなりません。そうなる前に、ゆるやかな減塩生活を心がけておけば、高血圧も予防でき、いきなり厳しい減塩生活に突入するという事態も避けられるでしょう。

和食は健康的な食事とされていますが、こと塩分に関しては高い傾向にあります。世界的に見ても日本人の塩分摂取量は多く、「減塩後進国」などと言われることがあります。

対して、減塩対策で大きな効果を挙げているのがイギリスです。

対策に本格的に取り組みはじめた２００３年の時点では、日本とあまり変わらないくらい塩分を摂取していたイギリスですが、国の主導で減塩に成功しています。なかでも特筆すべき試みは、食品の塩分を段階的に減らしていくプロジェクトです。

パンをはじめチーズ、ソーセージといった加工食品の塩分を４年かけて減らす目標値を国が設定し、メーカーが自主的に取り組むように促しました。その結果、２０１１年までの８年間で国民１人あたりの１日の塩分摂取量は１グラム以上減り、虚血性心疾患や脳卒中の患者が４割減少したといいます。

おもしろいのは、最終的にパンの塩分は20％も減ったにもかかわらず、多くの人がそのことに気づかなかったという話です。

減塩食は「味がしない」「おいしくない」とよく言われますが、それはひとえに舌が濃い味に慣れてしまっているからです。しかし、徐々に塩分をカットしていけば、ストレスをそれほど感じず、気がついたら薄味でもおいしく感じられるようになります。つまり、人間の舌というのは、濃い味か薄味か、習慣次第でどちらにも適応できるということです。

ただ日本では、減塩に積極的に取り組む自治体などはあるものの、イギリスのように国を挙げての具体的な対策は行われていません。2015年に食品表示法が施行され、2020年までには食品の栄養成分表示に、原則として食塩相当量を記すことがようやく義務づけられたという段階です。そのため、塩分を摂りすぎないようにするには個々人が自衛するしかないのが現状です。

本書は、そんな自衛の一助になるよう、減塩生活を送るための知識やコツを中心に構成しました。

序では、まず自分がどのくらいの塩分を摂っているかを把握したうえで、塩分の摂りすぎが体にどのような影響を及ぼすのか、またどのくらい塩分を控える必要があるのかといった、減塩生活の基本をおさえます。

「基礎編」では、減塩生活をはじめるにあたって覚えておきたい塩分表示の見方、塩分が多く含まれる調味料や加工食品に関する基礎的な知識をまとめました。

さらに「実践編」として、ふだんの生活でどのようにすれば塩分を減らせるかを、外食と家庭での食事とに分けて具体的に解説します。

減塩を謳うレシピ本はたくさんありますが、この本はそうした個別のレシピを紹介するというより、減塩生活の基本的な考え方を身につけるための手引きです。基本的な考え方が頭に入っていれば、日々の食生活でいかようにも応用できるからです。

また、巻末には付録として、定番料理の減塩のポイントもまとめています。ぜひ減塩生活の参考にしてください。

減塩生活は決して「味気ない」ものではありません。

おいしさを塩味ばかりに求めるのをやめ、素材そのものが持つ味、香りや辛さ、うまみの奥深さなど、さまざまな味わいに気づき、楽しむことでもあります。

塩味一辺倒ではない、多種多様な味を楽しむ。そのためのちょっとした秘訣を体得すれば、それが無理のない減塩生活につながり、ひいてはあなたの健康にも少なからず寄与することになるでしょう。

本書が、そんなおいしい減塩生活の初めの一歩になれば幸いです。

はじめての減塩／目次

序

なぜ減塩なのか

1日にどのくらいの塩分を摂っていますか

昨今、スーパーでは減塩しょうゆや減塩みそなど、減塩を謳った商品をよく見かけるようになりました。塩分を控えたほうが体にいい、ということをなんとなく知っていても、実際に自分がどのくらい塩分を摂っているのか、きちんと把握している人は少ないと思います。

これだけ「減塩」が叫ばれるのは、多くの人が「塩分摂りすぎ」だからです。減塩を意識せずにふつうに食べたいものを食べていると、知らないうちに塩分を摂りすぎている可能性が高いのです。

では、塩分を気にせず食べていると、どのくらい塩分を摂ってしまうのでしょうか。まずは40代会社員男性の1日の食事を例にとってみましょう。

朝は家でトーストとハムエッグとサラダ。昼は会社近くのそば屋でカツ丼セット。仕事が終わったら同僚と焼き鳥屋でつまみを食べながらお酒を飲んで帰宅。

40代会社員男性の例
（1日の塩分量：15.54ｇ）

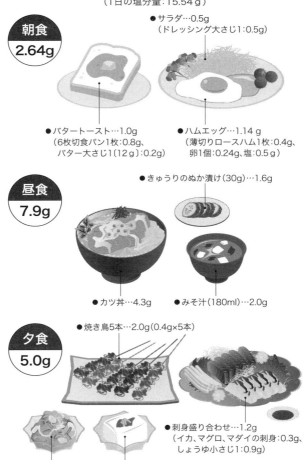

それほど食事量は多いように思えませんが、はたして塩分の量はどうでしょうか。朝昼夜の食事の塩分の総量は15・5グラム。内訳は前ページのようになっています。ただし、数値はあくまで一般的な目安をもとにした概算です。たとえば焼き鳥の場合、もも肉のみと、ねぎまとをくらべると、ねぎまのほうがねぎに下味がついていない分だけ、塩分は減ります。ですからここにある数値は厳密な値ではなく、だいたいの値であることを考慮して参考にしてください。

これでもし、〆《しめ》にラーメンを食べて帰ったとしましょう。分量や具材にもよりますが、汁まですべて飲んだらおよそ7・0〜8・0グラムがプラスされ、ゆうに20グラムを超えます。はたしてこの塩分量は多いのでしょうか、それともふつうなのでしょうか。

日本人は塩分を摂りすぎている？

平成28（2016）年の国民健康・栄養調査によると、20歳以上の男性の平均塩分摂取量（1日あたり）は10・8グラム、20歳以上の女性の平均は9・2グラム。男女合わせた平均は9・9グラムとなっています。

それに対し、国が推奨する目標量は現在、成人男性で8・0グラム未満、成人女性で7・0グラム未満と設定されています（「日本人の食事摂取基準2015年版」）。なお女性より男性のほうが多く設定されているのは、男性は体格がよく、食べる量も多くなるため、必然的に塩分摂取量も多くなることが加味されているからです。

先ほどの40代男性は、15・54グラム。目標量を大幅に超えているのはもちろんのこと、平均摂取量も超えていることがわかります。加えて、この目標量は「日本での」という断りつきです。

世界保健機関（WHO）が2013年に発表したガイドラインでは、成人1日あたりの食塩摂取量は5・0グラム未満を推奨しています。わずか小さじ1杯分です。

国別に見ると、アメリカやカナダ、オーストラリア、ノルウェーなどは塩分の上限量を約6・0グラム（ナトリウムで2300mg）/日未満に設定しています。イギリスにいたっては約4・0グラム（ナトリウムで1600mg）/日未満です。いずれも日本より少ない量が目標値に設定されています。

となると気になるのは、諸外国の実態です。日本以外の国々では、実際に人々はどのくらいの塩分を摂取しているのでしょうか。

国立健康・栄養研究所が発表しているデータによると（21ページ参照）、男女合わせた総数でもっとも塩分摂取量が少ないのはオーストラリアの6・2グラム。続いてアイルランド（7・4グラム）、フランス（7・5グラム）、イギリス（8・0グラム）の順になっています。このデータに限っていえば、18・0グラムと突出して高い値のトルコそして次点のブラジルの次に日本は塩分を摂っている国ということになります。

もちろんこのデータだけを見て、日本の食事はよくないと結論づけるのは性急です。塩分摂取量では優等生のオーストラリアですが、脂質や糖類の摂取量は多く、肥満が社会的な問題になっています。

このように塩分摂取量だけで、いい・悪い、は一概に判断できません。ただ、欧米とくらべ日本の食事には、塩分が多く含まれる傾向にあると言うことはできるでしょう。

なぜ日本の食事は塩分が多いのか

諸外国の食塩摂取量の平均値

国　名	年齢(歳)	食塩相当量		
		総数(g)	男性(g)	女性(g)
オーストラリア	19歳以上	6.2	7.1	5.3
ブラジル	―	10.4	―	―
カナダ	19歳以上	―	13.7	6.8
フランス	18〜79歳	7.5	8.8	6.4
ドイツ	14〜80歳	―	9.0	6.5
アイスランド	15〜80歳	―	10.0	7.0
アイルランド	18〜64歳	7.4	8.5	6.2
イタリア	35〜79歳	―	10.9	8.5
日本	20歳以上	10.0	11.0	9.2
韓国	1歳以上	9.9	11.7	8.0
スペイン	18〜60歳	9.8	11.5	8.3
トルコ	18歳以上	18.0	19.3	16.8
イギリス	19〜64歳	8.0	9.1	6.8
アメリカ	20歳以上	9.0	10.4	7.6

国立健康・栄養研究所HP「健康日本21(第二次)分析評価事業」より抜粋
http://www.nibiohn.go.jp/eiken/kenkounippon21/foreign/eiyouchousa.html

日本の食事は、なぜ塩分が多めなのでしょうか。

その疑問に答えるために、もう一例挙げてみましょう。健康に気を使い、和食中心の食生活をしているという主婦の60代女性です。

朝は卵焼きにみそ汁とごはん、白菜の漬け物。お昼は、冷凍うどんを使ってきつねうどん。おやつにどらやき。夜はカレイの煮つけにひじきの五目煮、きゅうりとわかめの酢の物、みそ汁とごはん。

バランスのとれた健康的な食事に見えます。塩分量はどうかというと、全部で11・3グラム。先の40代男性とくらべると、約4・0グラムも少なくなっています。しかし、それでも成人女性の目標量7・0グラムも平均量9・2グラムもオーバーしてしまっています。ではいったいどのような食品が、塩分量を押しあげているのでしょうか。

塩分量が多い項目を見ていくと、まず目に留まるのが、朝食と夕食の二度食べているみそ汁です。それから、夕食のおかずのカレイの煮つけ。カレイの煮つけは、1切れで

60代主婦の例

（1日の塩分量：11.3ｇ）

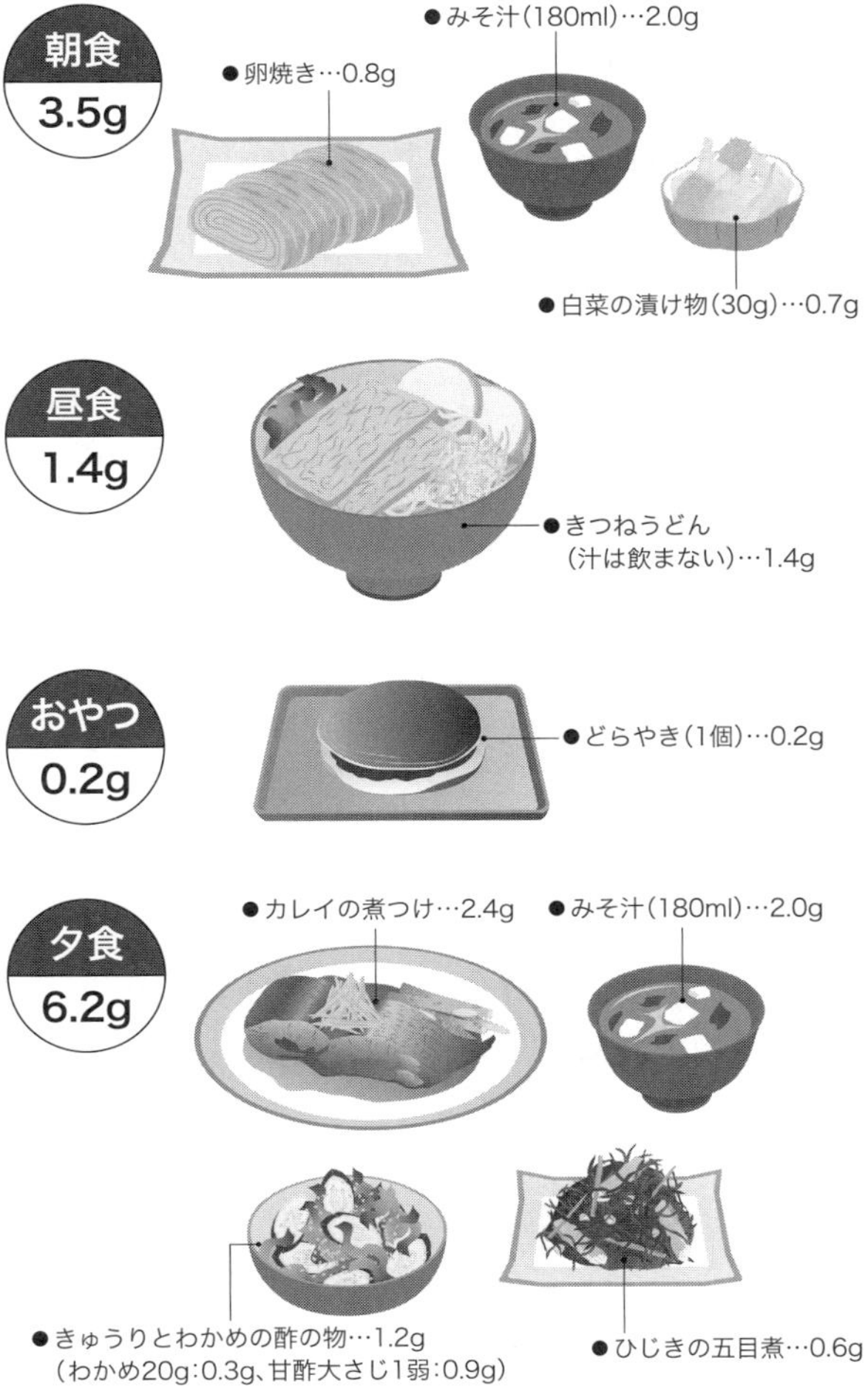

1日の目標量の3分の1を超えるほどの塩分量です。

この2品から明らかなのは、和食に使われるみそやしょうゆといった調味料が、塩分を多く含んでいるということです。

また、漬け物も塩分の多い食品の筆頭です。ピクルスなど酢で漬ける欧米の漬け物と異なり、日本の漬け物は塩を使うのが基本のため、どうしても塩分が多くなってしまいます。このように和食は、洋食にくらべて総じて塩分が多くなりがちなのです。

こうした日本ならではの食習慣のもと、1日の塩分量をWHOが提唱する5・0グラム未満に抑えることは現実的ではありません。そこで弾き出されたのが、先述した成人男性で8・0グラム／日未満、成人女性で7・0グラム／日未満という目標量です。

塩分摂取の目標量は、1979年に厚生省（現・厚生労働省）が1日あたり10グラム以下に定めて以来、段階的に見直されてきました。

現在の数値に引き下げられたのは、2015年。平成22〜23（2010〜2011）年の国民健康・栄養調査における食塩摂取量の中央値と、WHOが目標とする5・0グラム未満の間をとり、当面努力すべき目標量として定められたのです。

治療を目的とする場合は、これよりさらに減塩が求められます。

病院で提供される減塩食は、1日あたり6・0グラム未満。かつては7・0グラム未満が指標とされていましたが、2004年度版の「高血圧治療ガイドライン」（日本高血圧学会）から6・0グラムに引き下げられました。7・0グラムではあまり治療の効果が期待できないと判断されたからです。

このように塩分を減らそうという動きは、年々高まってきています。

塩分摂取量をチェックしてみよう

1日あたり成人男性で8・0グラム未満、成人女性で7・0グラム未満。ご自身はこの数値をクリアしていると思いますか。ここまで読んで、自分はいったいどのくらい塩分を摂っているのか、気になってきたという方も多いと思います。

当病院の栄養部では、減塩が必要な患者さんたちに集まってもらい、減塩の基礎知識や調理法を指導する「減塩教室」を開いています。その教室で最初にやってもらうのが、「あなたの塩分摂取量チェック」というシートです。27ページに掲載しましたので、さっそくやってみましょう。

13の質問にそれぞれ頻度を答えてください。答えによって3〜0点が割り振られていますので、その合計点で塩分摂取量を判定します。

判定結果は次のとおりです。

・0〜8点：あなたの塩分摂取量は少なめです。

塩分摂取量はおおよそ6・0〜8・0グラム。引き続き塩分に気をつけた食生活を続けましょう。高血圧や心臓病の方は、1日6・0グラム未満を目指しましょう！

・9〜13点：あなたの塩分摂取量は平均です。

塩分摂取量はおおよそ9・0〜13・0グラム。高血圧や心臓病の方は、塩分摂取量が多めです。1日6・0グラム未満を目指しましょう！　2〜3点に◯がついた項目は、量や頻度を減らしましょう。

あなたの塩分摂取量チェック

あてはまるものに○をつけて下さい

	3点	2点	1点	0点
みそ汁、スープなどを食べるのは？	1日2杯以上	1日1杯以上	2〜3回／週	あまり食べない
漬け物、梅干しなどを食べるのは？	1日2回以上	1日1回くらい	2〜3回／週	あまり食べない
ちくわ、かまぼこなどの練り製品を食べるのは？		よく食べる	2〜3回／週	あまり食べない
干物、西京漬け、塩ざけなどを食べるのは？		よく食べる	2〜3回／週	あまり食べない
ハム、ソーセージなどの加工食品を食べるのは？		よく食べる	2〜3回／週	あまり食べない
うどん、ラーメンなどのめん類を食べるのは？	ほぼ毎日	2〜3回／週	1回／週	食べない
おせんべい、ポテトチップスなどを食べるのは？		よく食べる	2〜3回／週	あまり食べない
しょうゆやソースなどをかける頻度は？	よくかける（ほぼ毎日）	毎日1回はかける	時々かける	ほとんどかけない
めん類の汁を飲みますか？	全て飲む	半分くらい飲む	少し飲む	ほとんど飲まない
昼食で外食やコンビニ弁当などを利用しますか？	ほぼ毎日	3回／週くらい	1回／週くらい	利用しない
夕食で外食やお惣菜などを利用しますか？	ほぼ毎日	3回／週くらい	1回／週くらい	利用しない
家庭の味つけは外食とくらべていかがですか？	濃い	同じ	—	薄い
食事の量は多いと思いますか？	人より多め	—	普通	人より少なめ
小　計	個×3点 ＝　点	個×2点 ＝　点	個×1点 ＝　点	個×0点 ＝　点

・14〜19点：あなたの塩分摂取量は多めです。
塩分摂取量はおおよそ14・0〜19・0グラム。食生活の見直しが必要です！　2〜3点に○がついた項目は、量や頻度を減らし、0〜1点を増やしましょう。
・20点以上：あなたの塩分摂取量はかなり多めです。
塩分摂取量はおおよそ20・0グラム。食生活の改善が必要です!!　2〜3点に○がついた項目は量や頻度を減らし、0〜1点を増やしましょう。徐々に薄味に慣れましょう。

塩分の摂りすぎはなぜいけないのか

なぜ減塩が推奨されているのでしょうか。減塩が推奨されるのは、塩分と血圧に密接な関係があるからです。

体には、血液中の塩分濃度を常に一定に保とうとする働きがあります。そのため、食事によって大量の塩分が入り、血液中の塩分濃度が上がると、体は血管に水分を送って塩分濃度をもとに戻そうとします。しょっぱいものを食べたあとに喉が渇くのは、中枢神経が働いて水分を摂るように促すからです。

血液中の水分が増えるということは、すなわち血液の量も増えるということ。心臓はポンプのように収縮と拡張を繰り返して血液を体内に循環させますが、増えた血液量を送り出すためにより強い力が必要となります。これが、血圧が上昇するメカニズムです。

心臓がぎゅっと縮んで血液を送り出すときにかかる圧力の最高値は、「最高血圧」または「収縮期血圧」と言います。一方、心臓が広がって血液が戻ってくるときの圧力の最低値は「最低血圧」または「拡張期血圧」と言います。

高血圧と診断されるのは、最高血圧が１４０mmHg以上、もしくは最低血圧が90mmHg以上の状態が続くとき。高血圧とは、一時的な血圧の上昇ではなく、血圧が上がった状態が続くことを指します。

強い圧力がかかり続けると、心臓の負担が大きくなるのはもちろんのこと、血管にもダメージを与えます。血管は本来、弾力性があるものですが、圧力に対抗しようと徐々に厚く、硬くなっていきます。いわゆる動脈硬化です。

動脈硬化が進み、血液の流れが悪くなったり、血管が詰まったりすると、さまざまな病気を引き起こします。心筋梗塞などの心疾患や、脳梗塞、脳出血、クモ膜下出血などの脳卒中。それに腎不全、大動脈瘤、大動脈解離などのリスクも動脈硬化によって高まります。

平成28（2016）年の人口動態統計によると（31ページ上図参照）、日本人の死亡原因は、1位が悪性新生物（ガン）で、全体に占める割合は28・5％。そして2位が心疾患、3位が肺炎、4位が脳血管疾患（脳卒中）、5位が老衰と続きます。3位の肺炎と5位の老衰は、高齢化社会を反映した結果と言えるでしょう。

高血圧と密接に関係するのは、2位の心疾患と4位の脳血管疾患。さらに腎不全、大動脈瘤及び解離の割合を足すと26・8％になり、1位のガンに迫るほどです。

高血圧が怖いのは、こうした病を引き起こすリスクを高めるだけでなく、自覚症状がない点です。血圧が高い状態が続いて、知らないうちに動脈硬化が進んでしまい、突然大きな病となって襲ってくる。そうした可能性があることから、「サイレント・キラー（沈黙の殺人者）」と呼ばれることもあります。

先述した平成28年の国民健康・栄養調査によると、高血圧と診断された人は、20歳以

主な死因別死亡数の割合

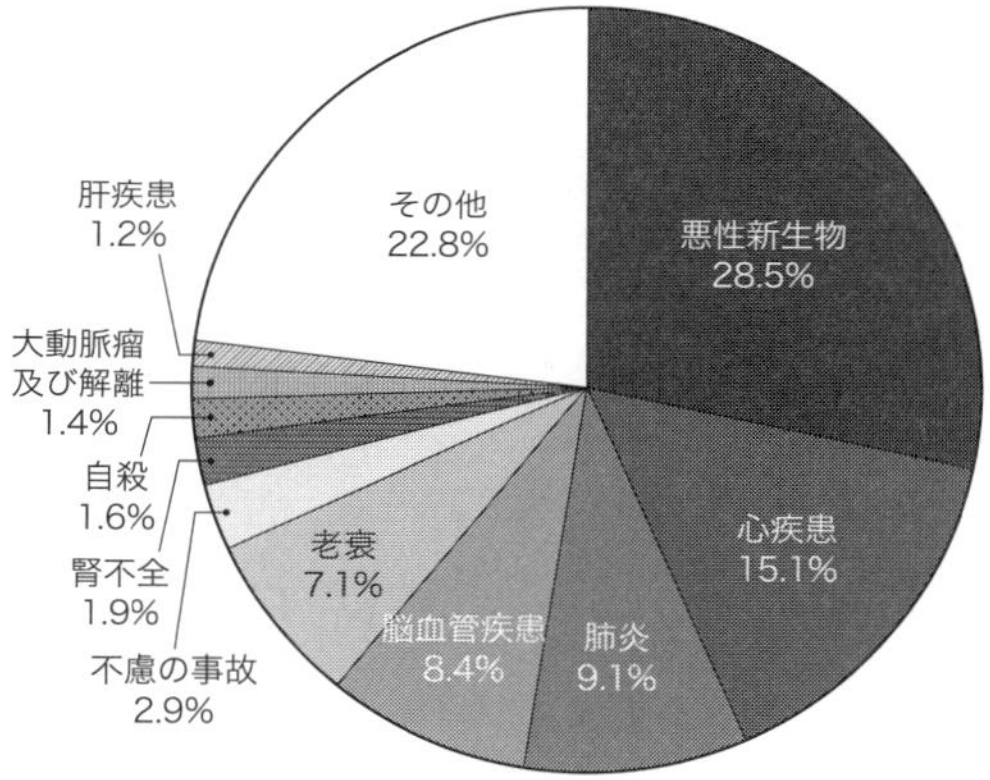

厚生労働省「平成28年人口動態統計」より

収縮期（最高）血圧が140mmHg以上の者の割合の年次推移（20歳以上）

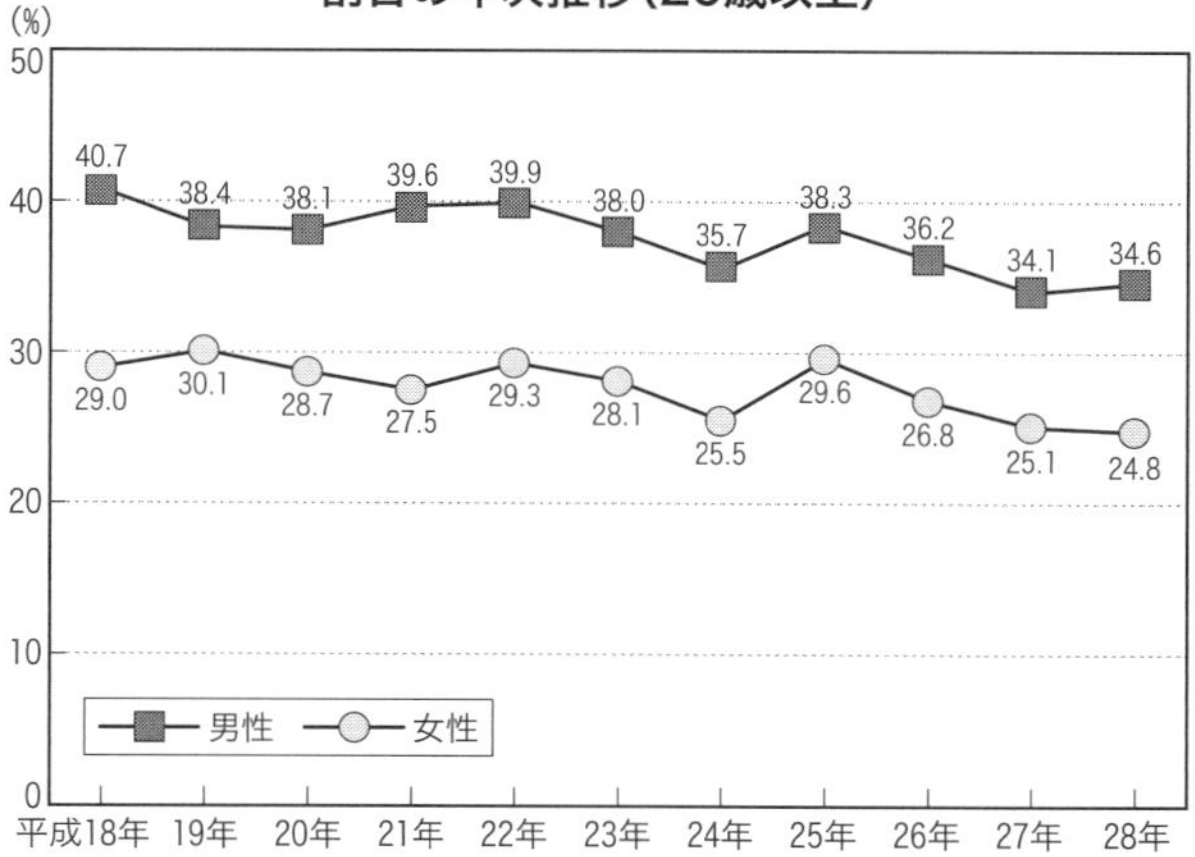

※2回の測定値の平均値。1回しか測定できなかった者については、その値を採用。
出典：厚生労働省「平成28年国民健康・栄養調査結果の概要」

上の男性で34・6％、女性で24・8％。じつに成人男性の3人に1人、成人女性の4人に1人が高血圧なのです（31ページ下図参照）。

減塩するとどのくらい血圧は下がるのか

高血圧の原因は、もちろん塩分の摂りすぎだけではありません。そのほかの主な原因には、食習慣の乱れや運動不足、喫煙や過度の飲酒、ストレスなどが挙げられます。

減塩だけに取り組んでも意味がないのではないか。そんなふうに思う方もいるかもしれません。むろん高血圧の予防には、総合的に生活習慣の改善に取り組む必要がありま す。ただ、さまざまな対策が講じられるなかで、食塩の摂取量については国が40年近く前から目標量を示し、熱心に取り組んできたことは、減塩の重要性を物語っていると言えるでしょう。またコツを覚えれば、日々の食生活のなかで気軽に実践できることもポイントです。

では、実際に減塩による降圧効果はどのくらい期待できるのでしょうか。

減塩による血圧の下がり具合には個人差があります。一般に、食塩を1日1・0グラム減らすと、高血圧の人なら最高血圧は1mmHgくらい、最低血圧は0・5mmHgくらい平均して下がるとされています。正常血圧の人の場合は、その半分くらい下がることがわかっています。

最高血圧が1mmHg下がるだけで、どれほどの効果があるのかと疑問に思われる方もいるかもしれません。でも心臓や血管への毎日の負担を考えると、たった1mmHgでも、チリも積もれば大きな違いとなります。

厚生労働省が2011年に発表した「健康日本21」の試算では、最高血圧が2mmHg低下すると2万人の死亡が予防できるとされています。先の平均的な降圧効果から考えると、血圧を2mmHg低下させるのには、高血圧の人が1日10グラム摂っていた食塩を8・0グラムに減らせばいいということになります。治療の目標量の6・0グラムに抑えることができれば、さらなる降圧効果によって脳卒中などの予防が期待できるでしょう。

もちろん、塩分は減らせば減らすだけいいというものではありません。塩分は体を維持するためになくてはならないものです。味のしない離乳食のようなものばかりを食べているなら話は別ですが、何かしら味のついた食事を三食摂っていれば、塩分が足りていないなんてことはあり得ないでしょう。だからこそ減塩の心がけが大切になってくるのです。

昨今の猛暑の影響で、夏場は「熱中症予防に塩分を摂りましょう」とよく言われます。もちろん大量に汗をかいたときや脱水時には、水分と合わせて塩分を補給することも大切です。ただ、冷房のきいた部屋でふだんと同じように生活をしているなら、経口補水液を摂る必要はありません。

市販の経口補水液に含まれる塩分は、1本（500ml）で1・5グラム。これまでの話を踏まえると、それなりの量だということがおわかりになると思います。いつものとおりの食事を摂り、なおかつ経口補水液をちょこちょこと飲んでいたら、あっという間に塩分を摂りすぎてしまうことに注意してください。

いつから減塩生活をはじめるべきか

減塩指導をしていると、「何歳から減塩を心がけたほうがいいですか」といった質問をされることがあります。

身も蓋もないかもしれませんが、その答えは「なるべく早く」です。いったん濃い味に慣れてしまうと、何か病気などのきっかけがないかぎり、なかなか薄味の食生活に切り替えるタイミングをつかめず、濃い味から抜け出せなくなってしまうからです。

人の舌が感じる味覚は、甘味、酸味、塩味、苦味、うま味の5つが基本とされています。そのうち塩味は、料理の味を決める大事な要素です。焼いたお肉に塩をひとふりするだけでも、ぐんとおいしくなりますよね。料理の味を左右するだけに、幼いころから塩味のおいしさを覚えてしまうと、どんどん濃い味を求めるようになってしまいます。

その代表格がスナック菓子。スナック菓子には、塩分だけでなく糖分や脂肪分など、人間がおいしいと感じるものが多く含まれ、中毒性があることがわかっています。小さいころにスナック菓子にハマってしまうと、それを取りあげるというのはなかなか難しいもの。そうこうしているうちに、どんどん濃い味の食生活が習慣化されてしまうのです。

濃い味に慣れてしまってから、病気を機に減塩せざるを得ないとなるとひと苦労です。

たとえば1日に20グラム近い塩分を摂っていた人が、いきなり6・0グラムに塩分を減らさなければいけないわけですから、何を食べても味がしなくてまずいと感じるはずです。実際、「病院食は薄味でまずい」とよく言われます。

減塩するのに早すぎるということはありません。中年になってからとか、高齢になってからとかは関係ないのです。

気づいたときから減塩生活を心がけ、薄味に舌を慣れさせておく。それが大きな病を抱えて慌てる前に、日々の生活のなかでできる防衛策なのです。

薄味に慣れるのは1週間

ではここで一つ、自分の舌がはたして濃い味好きか、薄味好きかを判断する方法をご紹介しましょう。

経口補水液を1本、用意してください。所ジョージさんが宣伝している「OS－1」というのが有名ですね。先ほども少しふれましたが、暑いときや熱を出したときにお世話になったという人もいるでしょう。

あのキャップに1杯、経口補水液を入れ、コップなどに移してください。次に、キャップに同量の水を注ぎ、先ほどの経口補水液が入ったコップに、水を足してください。要するに、経口補水液を同量の水で割るということです。

それを飲んでみて、塩味を感じたでしょうか。

しょっぱいと感じた人は、薄味の舌です。「ちょっとしょっぱいかな」というくらいでしたら、ふつう。全然塩味が感じられないという人は、濃い味好きで確定です。いかがでしたか。

塩味が感じられなかった人はちょっとショックだったかもしれません。しかし、これまで濃い味が好きだったからといって、もう手遅れだと悲観しないでください。少しの間だけ辛抱して減塩生活を続けていれば、舌はだんだんと薄味に慣れてくれます。

では、どのくらい辛抱すれば、薄味をおいしく感じられるようになるのでしょうか。

病院の入院患者さんたちを見てきた経験上、その期間はだいたい1週間です。入院直後に「こんな味のないまずいもの、食えないよ」と不満をもらす患者さんはたくさんいますが、1週間ほど経ってみると「これまで自分の舌がおかしかった。今じゃおいしく食べているよ」なんて言うようになるケースが少なからずあります。1週間なら、ちょっとがんばってみようかなという気にもなるのではないでしょうか。

ひとたび薄味に慣れると、今度は外食がとても濃い味に感じるようになります。なかには「退院したら、しょっぱすぎて外食ができなくなった」という極端な人もいます。

要するに大切なのは、「濃い味に舌を慣れさせないこと」。

今からでも舌は薄味に反応してくれるようになりますから、まずは1週間、減塩生活を続けてみましょう。

しっかり食べて、ちゃんと減塩

これまで減塩がなぜ大切かということをお話ししてきましたが、実は日本人の塩分摂取量は昔にくらべて徐々に減ってきています（39ページ参照）。

2006年の塩分摂取量は、男性が12・2グラム、女性が10・5グラム、平均して11・2グラムとなっています。それから年々少しずつ減っていき、2016年の最新データでは、先に紹介したように男性は10・8グラム、女性は9・2グラムで、平均は

食塩摂取量の平均値の年次推移（20歳以上）

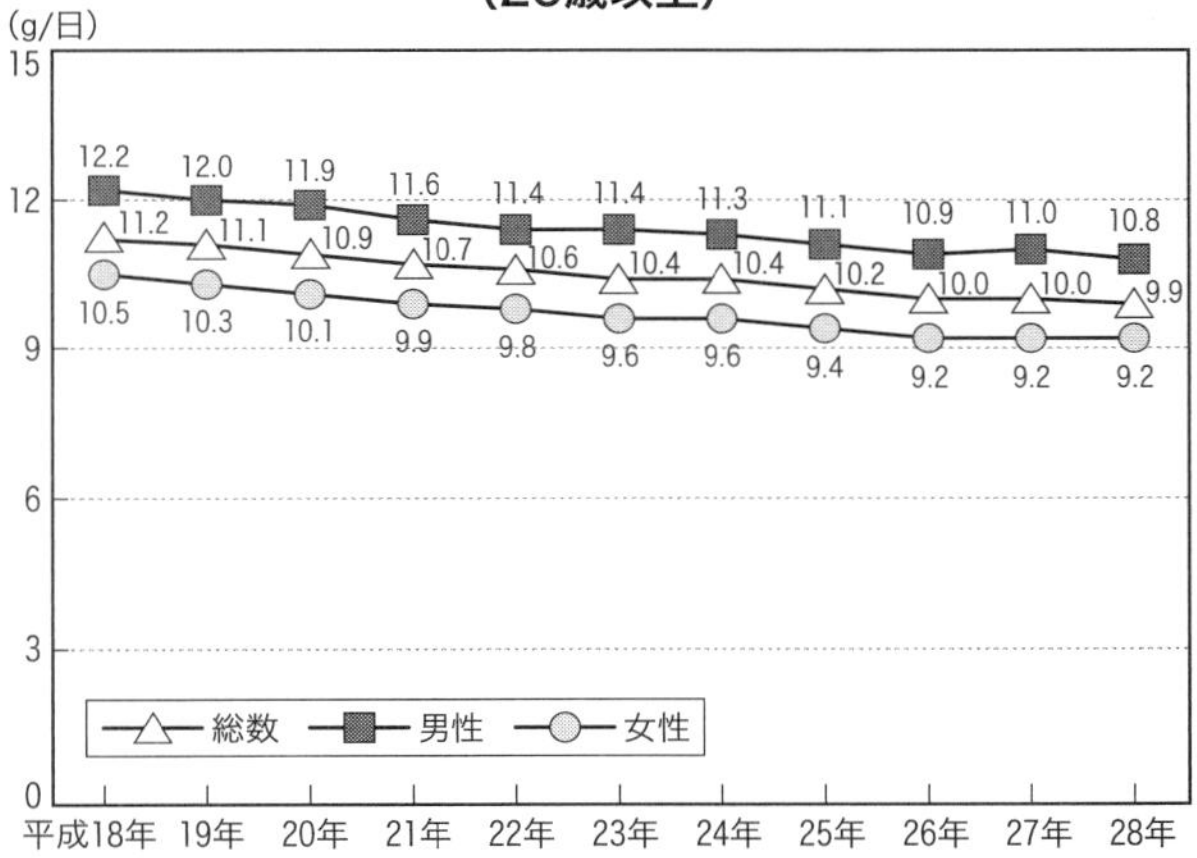

出典：厚生労働省「平成28年国民健康・栄養調査結果の概要」

9・9グラムです。平均で1・3グラム減っています。

減った理由は一概に断定できませんが、いくつか推測することはできます。

一つは、国が推し進めてきた減塩対策に効果が表れてきたということがあると思います。もう一つは、食の欧米化の影響です。

年齢別のデータを見ると、塩分摂取量は男女ともに20代がもっとも少なく、男性の場合は30代、40代と続き、女性の場合は40代、30代と続いています。20〜40代がとくに減塩を心がけているとは考えにくいでしょう。そこで若い世代を中心に食の欧米化が一段と進み、和食よりも塩分の少ない洋食が多く食べられているのではないかという推測が成り立ちます。

ただ、若い世代の塩分摂取量が減っている一因として、もう一つの可能性も考えられます。

それは、全体的に食事の量が減っているのではないかということです。塩分の多いものばかりを食べているという例外的なケースを除けば、食べる量が減れば、それに従って塩分の量も必然的に減るからです。

若い人たちの食が細くなっている可能性を裏付ける一例に、平成28年国民健康・栄養調査の「朝食の欠食に関する状況」があります。朝食を食べない人の割合を年齢階級別に見ると、男女ともにもっとも割合が高いのは20代で、それぞれ37・4%、23・1%となっています。なお、欠食には食事をしなかった場合のほか、錠剤や栄養ドリンクなどを飲んだ場合、菓子や果物、乳製品、嗜好飲料などの食品のみを食べた場合も含みます。

野菜摂取量の平均値も男女ともに20代がもっとも少なく、男性の場合は次に30代、40代、女性の場合は40代、30代と続き、いずれも目標量の1日あたり350グラムを大きく下回っています。

塩分摂取量が減ったとしても、必要な栄養が足りていないならば、健康的とは言えないでしょう。たとえば野菜に多く含まれるカリウムは、塩分を体から排出するはたらきがあります。このように、単純に塩分だけが減ればいいというわけではありません。健康を維持するには、しっかり食べて、十分な栄養を摂ったうえで、塩分を控えることが大切です。

では、きちんと食事をしながら塩分を控えるには、ふだんからどのようなことに気をつければいいのでしょうか。

次の「基礎編」ではまず、減塩生活を実践するうえでぜひ覚えていただきたい基礎知識について解説していきたいと思います。

基礎編

減塩のための食品知識

塩分の多い食品を知ろう

あなたの好きなものの塩分はどのくらい?

減塩生活をはじめるにあたって大切なのは、自分がどのくらいの塩分を摂っているかを知ることです。それには、どのような食品にどのくらいの塩分が含まれているか、どんな加工品に塩分が多く含まれているかを知ることが先決です。

先述した当病院の減塩教室では、ふだんみなさんがよく食べる食品や料理について、どのくらい塩分が含まれているかを記入してもらいます。次のページに掲載しましたので、みなさんも試しにやってみてください。

どのくらい埋まったでしょうか。みそ汁はすでに話題に出てきましたので、注意深く読んでいる方はおわかりかもしれませんね。とはいえ、減塩にこれまで関心を持ってこなかったという方は、ほとんど空白なのではないかと思います。それは患者さんたちも同じで、こうして聞かれてパッと答えられる方は少数です。

次のメニューには、どのくらいの塩分が含まれているでしょうか？

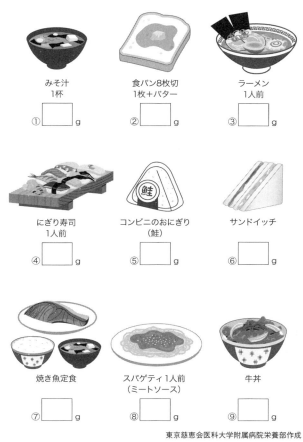

みそ汁
1杯

①　g

食パン8枚切
1枚＋バター

②　g

ラーメン
1人前

③　g

にぎり寿司
1人前

④　g

コンビニのおにぎり
（鮭）

⑤　g

サンドイッチ

⑥　g

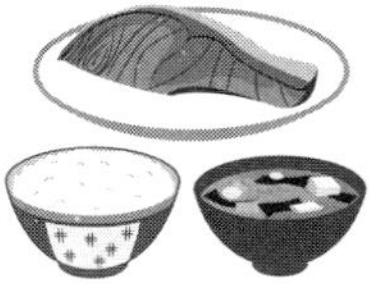

焼き魚定食

⑦　g

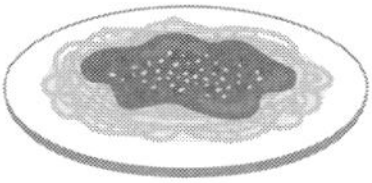

スパゲティ1人前
（ミートソース）

⑧　g

牛丼

⑨　g

東京慈恵会医科大学附属病院栄養部作成

答え:①2.0　②0.8　③7.0　④4.3　⑤0.8　⑥2.0　⑦5.1　⑧3.4　⑨2.7

ここで思い出してほしいのが、1日あたりの目標量は成人男性で8・0グラム未満、成人女性で7・0グラム未満という数字です。その数字を念頭に置いてあらためて答えを見ると、「ラーメン1杯の塩分はこんなにあるんだ」とか「逆にこの料理は意外と多くないな」とか、いろいろと気づくことがあると思います。まずはその実感を大切にしてください。

こうした食品をどのように食べたら塩分が減らせるかという、減塩のコツについては次の「実践編」でくわしく述べていきたいと思います。まずは自分自身の食生活をふり返りながら、こうした食品にこれくらい塩分が含まれているんだということを実感していただければと思います。

栄養成分表示の見方を覚えよう

減塩生活をはじめたら、ぜひともやってほしいのが栄養成分表示を見ることです。

これまでダイエットをしたことがあるという人は、おそらくカロリー表示をチェックしたことがあるのではないでしょうか。パッケージの裏側や側面などに「1食当たり」

栄養成分表示 (1個〔○g〕当たり)	
熱　　　量	○kcal
たんぱく質	○　g
脂　　　質	○　g
炭 水 化 物	○　g
食塩相当量	○　g

「100グラム当たり」などと表記してある欄です。

栄養成分表示は、実は2015年に食品表示法が施行されるまで、事業者の任意で行われていました。この法律ができたことで、移行期間が終了する2020年までには、あらかじめ包装された加工食品、添加物にはすべて栄養成分が表示されることになります（小規模事業者など一部除外あり）。

表示が義務づけられているのは、順に熱量、たんぱく質、脂質、炭水化物、食塩相当量の5項目。これらの基本項目に加え、任意で脂質や炭水化物の内訳成分やビタミン類、ミネラル類が表示されている場合もあります。

食塩相当量の表示が義務化されたことで、塩分量の把握がずいぶんとわかりやすくなりました。この法律ができる前は、食品に含まれる塩分量の表示は「食塩相当量」と「ナトリウム」の二つが混在していたからです。

ここでいきなり「ナトリウム」という言葉が出てきたので、少し補足しましょう。食塩は、ナトリウム（Na）と塩素（Cl）からなる化合物（NaCl）です。私たちが口にするナトリウムには、たとえば全卵におよそ140㎎のナトリウムが含まれているように、食品そのものに含まれるものと、食塩由来のものとの二つがあります。食品自体に含まれるナトリウムはそれほど多くはなく、私たちが摂取しているナトリウムの大半は食塩由来のものです。

ナトリウムは体に必須のミネラルですが、多すぎると心臓や血管に負担を与えます。つまり「減塩」と言ったとき、厳密には「食塩に含まれるナトリウムの量」が問題になっているのですが、わかりやすいように「食塩相当量」で表しているのです。なお、食品に含まれる場合はそのままナトリウムでの表示が認められていますが、その場合も（　）で食塩相当量を記すように定められています。

食塩相当量の表示が義務化される以前は、ナトリウムの量を食塩相当量と勘違いする患者さんが多くいました。真っ先に思い出すのは「先生、いいもの見つけましたよ！この前見たカップめんに塩分が2グラムってあったんです」と嬉しそうに駆け寄ってきた患者さんのこと。通常のカップめんでそんなに塩分が少ないはずはないと思い、「勘違いじゃないですか」と返事したところ、患者さんはたしかめようとすぐさまカップめんを売店に買いに走りました。その結果、カップめんに表示されていたのは食塩相当量ではなく、ナトリウムでした。

ではナトリウム2・0グラムは、どのくらいの塩分に相当するのでしょうか。ナトリウム量は、次の式によって食塩相当量に換算できます。

ナトリウム量（mg）×2・54÷1000＝食塩相当量（グラム）

ナトリウム2グラムは2000mgなので、「2000×2・54÷1000＝5・08」となり、約5・1グラムの塩分が含まれているということです。2・0グラムのつもりが5・0グラム以上も摂取していたのでは、減塩している人にとっては大きな誤算です。

ナトリウム量の単位がmgだったら、勘違いする人はそれほど多くはいないでしょう。

ですが、ある程度数字が大きくなると、グラムで表記されます。それが間違いのもとなのです。

ただ、右記の式は覚えにくく、パッと暗算するのには向きません。ですので患者さんたちには、次のように教えてきました。

食塩相当量1・0グラム＝ナトリウム量約400mg

これなら2・0グラムのナトリウム量だとして「2000÷400＝5」。食塩相当量は約5・0グラムと簡単に計算できますね。

食品表示法が施行されてだいぶ経ちましたので、食塩相当量へ表示も切り替わりつつありますが、まだ混在している状況です。また、ナトリウム量で表示されているものでも、欄外に食塩相当量が記されている商品もあります。ナトリウムとだけ記されているものがあったら、「食塩相当量1・0グラム＝ナトリウム量約400mg」を思い出して換算してみてください。

何から塩分を多く摂っている？

栄養成分表示の見方がわかったところで、いよいよどのような食品に塩分が多く含まれているかを見ていきましょう。

私たちがもっとも多く塩分を摂っている食品は、ずばり調味料です。平成28年国民健康・栄養調査の「食品群別の食塩相当量摂取割合」を参照すると、平均摂取量の9・9グラムのうち、調味料は6・6グラムを占め、7割近くの塩分を調味料から摂取していることがわかります（52ページ参照）。

さらに調味料の内訳を見ると、1位はしょうゆで1・8グラム、2位が塩とみそで1・2グラムと続きます。ソースやマヨネーズは0・1グラムとそれほど多くありません。

調味料の次に多いのが、穀類で0・9グラム。穀類といっても米や、米の加工品に含まれる塩分はゼロ。では何が占めているのかといえば、パン類やめん類などの小麦加工品。この合計が0・9グラムになっています。

食品群別の食塩相当量摂取割合と量(20歳以上)

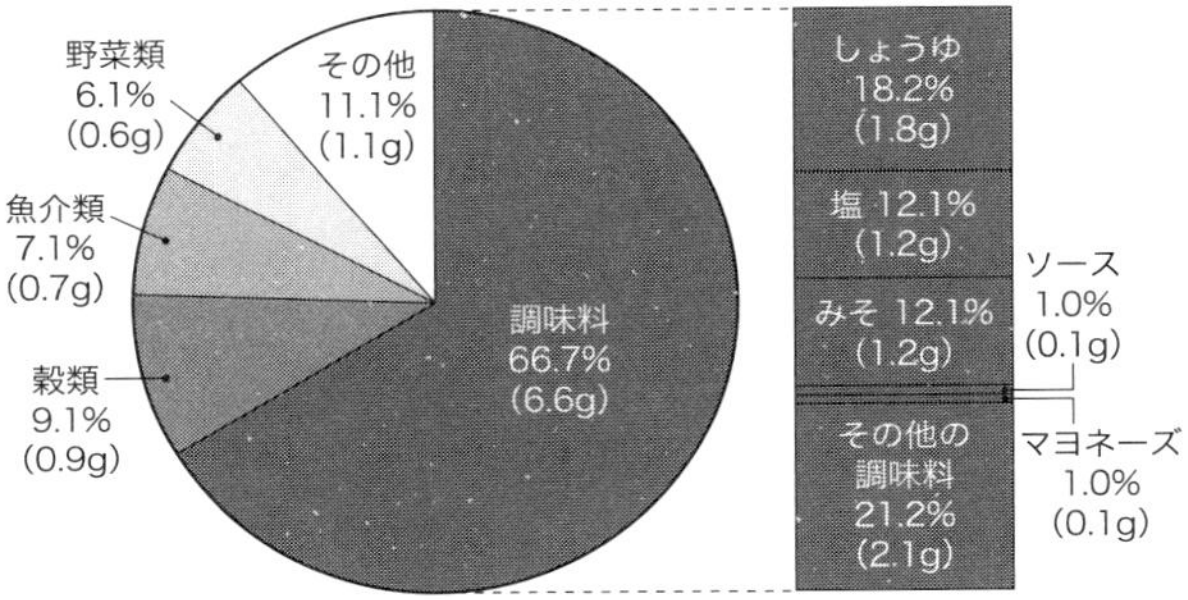

資料:厚生労働省「平成28年国民健康・栄養調査」

そして3番目は、魚介類で0・7グラム。生の魚介類には、もともとナトリウムを含むものがあります。ただその摂取量は0・1グラムとわずかです。魚介類の大半を占めているのが、干物や缶詰、佃煮、練り製品といった加工品です。

4番目の野菜類はちょっと意外かもしれません。しかし、野菜にも塩分が多く含まれる加工品がありますす。パッと思いついた人もいると思いますが、漬け物です。0・6グラムのうち0・5グラムを漬け物が占めています。

5番目には肉類がランクインしますが、0・3グラムを占めているのは、ハムやソーセージなどの加工品。そのあとに続くのが乳製品です。

こうしてみると、調味料を除けば塩分のほとんどを加工食品から摂っていることに気づくでしょう。

1日に摂取する塩分の大半を占める、調味料と加工食品。どのように気をつけて食べたらいいのかを、具体的に解説していくことにします。

減塩生活を左右する調味料

食塩1・0グラムに相当するしょうゆの量は？

一言で「調味料」といっても、そこに含まれる塩分にはかなりの幅があります。

次のページの図は、食塩1・0グラムに相当する調味料のだいたいの量をわかりやすく小さじで示したものです。

私たちがよく使う調味料のうち、もっとも多く塩分が含まれているのはしょうゆです。食塩1・0グラム、つまり小さじ1／5は、しょうゆ小さじ1杯分。ほかの調味料とくらべ、塩分が多いことが一目でわかりますね。ポン酢じょうゆなどしょうゆベースの調味料だと、小さじ2杯分と塩分は多めです。

食塩1gに相当する調味料

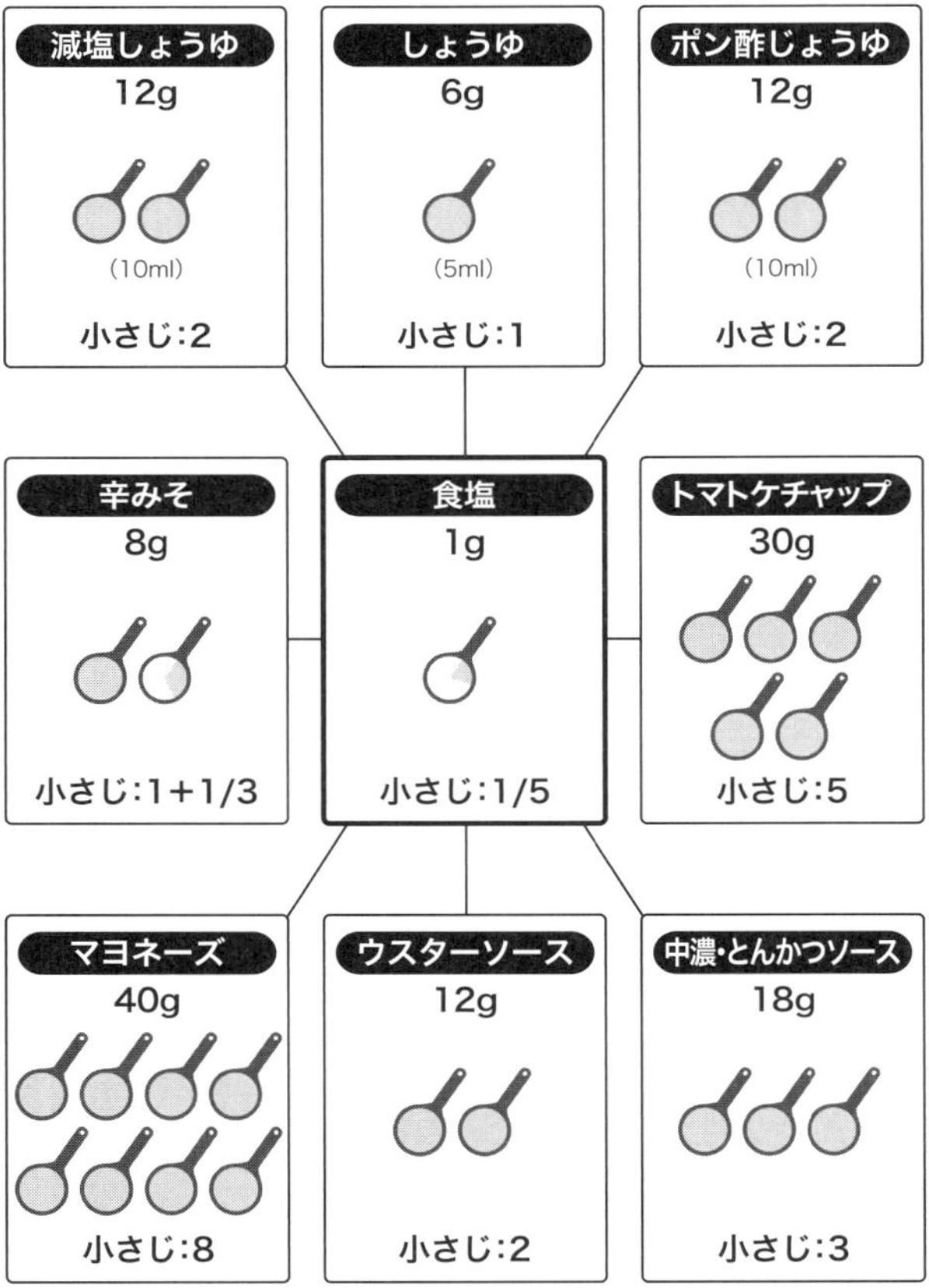

減塩しょうゆに含まれる塩分はメーカーによって違いはありますが、通常のしょうゆにくらべて約50％の塩分がカットされています。

その次に多いのが、辛みそで小さじ1と1／3杯分。みそ汁をつくるときに、お玉にとるみその量を思い浮かべると、かなり少ない量に感じるはずです。

対して、トマトケチャップは小さじ5杯。マヨネーズにいたっては小さじ8杯と、けっこうな量を使わないと塩分は1・0グラムに達しません。もちろんマヨネーズは脂質が多いことに注意しなければいけませんが、減塩にかぎっていえば優秀な調味料だということがわかるでしょう。総じて洋食より和食のほうが、塩分が高い食事になるのはこうした調味料に含まれる塩分の違いが大きく影響しているのです。

調味料の使いすぎ防止には「計るクセ」

「調味料の使いすぎを防ぐにはどうしたらいいでしょうか」

そんなふうに患者さんから聞かれたら、「まず確実なのは計るクセをつけること」と答えています。

計るときに便利なのは、スケールよりも計量スプーンです。

一般的なのは、大さじ（15ml）、小さじ（5ml）、小さじ1／2（2・5ml）の3本セットです。それに大さじ1／2（7・5ml）を加えた4本セットもよく見かけます。ですが、減塩生活をはじめる人にぜひともおすすめしたいのは、小さじ1／4（1・25ml）、小さじ1／8（0・63ml）の2本です。レシピなどによく「塩少々」と書いてありますが、それに相当するのが小さじ1／8のスプーンです。

計量スプーンはいろんなメーカーから発売されているので、お好みのものを使ってもらってかまいません。ちなみにおすすめは大さじ、小さじ、小さじ1／2、小さじ1／4、小さじ1／8の5本がセットになった貝印のステンレス製のものです。これは底が平らなので、置いて計れるので便利です。

とはいえ、計量スプーンを使うのは家で食べるときだけでしょう。外出先までスプーンを持っていく人はいないと思います。ですからぜひとも身につけてほしいのが、小さじ1杯分がどのくらいかという感覚です。

そのために一度、塩やしょうゆを小さじ1杯分とって、小皿に移してみましょう。小さじ1杯がこんなに少ないんだなと思った方もいるのではないでしょうか。しょうゆなど、気にせずかけているとすぐに小さじ1杯を超えてしまうことが体感的にわかるのではないかと思います。

塩の小さじ1杯は6グラムなので、塩分量も6・0グラムということになります。しょうゆやみそは種類によっても異なりますが、一般にしょうゆ小さじ1杯分の塩分量は0・9〜1・0グラム、みそは0・7〜0・8グラムが目安となっています。

小さじ1杯分の量をだいたい把握していれば、外出先でも「今、だいたい小さじ1杯分のしょうゆをかけたから、塩分は0・9グラムだな」と算段できます。

よく知られたダイエット方法の一つに、体重を毎日計って記録する「レコーディングダイエット」があります。体重を意識していると、食べ方にも少しずつ気をつけるようになって、自然と体重が落ちるというものです。

減塩の場合も同じです。「ちょっと塩分多いかな」「今日はだいぶ控えめだったな」などと意識しているうちに、自然と塩分の量を調整して食べるクセがついてくるでしょう。「計る」ことは、塩分ダイエットにも有効なのです。

塩は「つける」より「かける」

ここからは、主要な調味料とその摂り方のポイントをお話ししていきましょう。

最初に取りあげるのは、塩分そのものである「塩」です。スーパーに行くと、単に「食塩」と書かれたものから粗塩、天日塩、岩塩などいろいろな種類が並んでいます。塩の違いによって、塩分は変わるのでしょうか。

厳密に言うと若干の差はありますが、それほど気にする必要はないでしょう。塩分の多寡よりはむしろ、味わいの違いのほうが大きいでしょう。

一般に食塩と呼ばれるものは、海水から不純物を電気分解によって取り除き、精製したものです。一方、天日乾燥でつくられる天日塩や、かつて海だったところの塩分が結晶化してできた岩塩などの精製されていない塩は、マグネシウムやカリウムなどナトリウム以外のミネラルが含まれるため、複雑な味わいがして、使う量を減らしても満足度が高いものもあります。なお、粗塩は精製されていない、ミネラルを含んだ塩という意味で広く使われていますが、とくに定義された言葉ではないので、単に粒が粗いだけの塩を呼ぶこともあります。

ただ先ほど述べたように、天日塩にしろ岩塩にしろ、塩分に大きな差があるわけではないので、どの塩にしても使いすぎないに越したことはありません。

塩の種類よりも気をつけてほしいポイントが二つあります。一つは、塩の入っている容器です。

外食先で一度や二度、こんな経験をしたことはないでしょうか。卓上に置いてある塩入れを、家にあるものと同じ要領でふったら、思った以上に穴が大きくてドバッと塩が入り、しょっぱくなってしまった……。よくある失敗談です。

容器の穴が大きかったり穴の数が多ければ、その分、1回ふって出る塩の量も多くなります。それでいうと粗塩など粒の大きい塩の場合、容器の穴も大きくなり、ひとふりの量も多くなりがちです。どんなにほかのミネラルが豊富に含まれていようと、たくさん入ってしまえば塩分の摂りすぎに変わりはありません。

最近はガーリックやハーブ、スパイスなどで風味をプラスしたフレーバー塩も人気です。このような塩は、使う量が同じなら塩分は間違いなく少なくて済みます。ただ、これもまた容器が問題です。市販の瓶に入っているものを入れ替えずにそのまま使う場合、その穴が大きく開いていないか、ひとふりで塩が出すぎていないか、確認してみましょう。

そしてもう一つ、気をつけたいのがつけ方です。

昨今、焼いたお肉や天ぷらなどをこだわりの塩で食べさせるお店が増えています。そんなとき、あなたはどうやって塩をつけていますか。小皿やお皿の隅に盛ってある塩に、ちょんちょんとつけて食べていませんか。

そうしている人は要注意。ふれたところ一面にべたっと塩がついてしまうからです。しかも全体に塩味が行きわたっていないために、一口食べてはまたつけて、というのを繰り返すはずです。そうすると、どんどん塩分が増えていってしまいます。

ではどうすればいいかというと、指でつまんでパラパラと上からかけること。そうすれば、少ない量でまんべんなく塩味がつけられます。塩は「つける」より「かける」と覚えましょう。

しょうゆは「かける」より「つける」

塩の次に使い方に気をつけたいのが、しょうゆです。

さて、ここでいきなり質問ですが、淡口《うすくち》しょうゆと濃口しょうゆ、どちらが塩分は少ないでしょうか。

「淡口というからにはこっちのほうが、味が薄いんだろう」と思った人はハズレです。正解は濃口しょうゆです。

濃口しょうゆはもっとも一般的なもので、単に「しょうゆ」とレシピにあったら、これを指します。一方、淡口しょうゆは、関西などでよく使われる色の薄いしょうゆです。小さじ1杯の塩分は、淡口しょうゆで1・0グラム、濃口しょうゆで0・9グラムです。

先のように「淡口」を「味が薄い」と勘違いしている人がけっこういますが、淡口はただ色が薄いという意味。煮物などに色をつけたくないときに琥珀色の白しょうゆを使うことがありますが、この小さじ1杯の塩分は、濃口しょうゆと同じ0・9グラム。とろりとして濃厚なたまりしょうゆは、0・8グラム。色の濃い、薄いは、塩分とはまったく関係ないということです。

では、しょうゆを使う際にはどんなことに気をつけたらいいでしょうか。

しょうゆも、塩と同じく「うっかり摂りすぎ」に注意です。むしろしょうゆのほうが液体であるだけに、ドボドボと一気に出すぎてしまう危険性は高いかもしれません。

しょうゆを使うときのコツは「かける」より「つける」。塩とは逆です。

お刺身に、上からしょうゆをかけると、ついドボドボとかけすぎてしまうことがあります。かけずに小皿にあらかじめ少量とり、そこにちょんちょんとお刺身をつけます。そうすれば、かけるよりもずっと少ない量のしょうゆで済みます。もちろん、お刺身を小皿のなかで泳がせてしまっては意味がありませんので、そこはあくまで「ちょんちょん」を心がけてください。

自宅の場合、プッシュ式のしょうゆさしを使うのもおすすめです。量を微調整しながら出すことができるので、うっかりかけすぎてしまうのを防ぐことができます。

みそ汁は1日1杯に

しょうゆと並び、塩分摂取の大きな割合を占めているのがみそです。

みそ自体に含まれる塩分は、仙台みそなどの赤色辛みそが一番多く、小さじ1杯で0・8グラム。信州みそなどの淡色辛みそは0・7グラム。西京みそなどの甘みそは0・4グラムと、塩分は控えめです。

しょうゆよりみそのほうがやや塩分は少ないですが、みその場合、みそ汁としてたくさん摂ってしまいがちです。そのため、しょうゆと並び、塩分摂取の大きな割合を占めることになるのです。

みそ汁は、水200mlに対し、大さじ1杯のみそでつくるというのが一般的です。信州みそを使った場合、大さじ1杯の塩分は2・2グラム。1杯分180mlで2・0グラム弱の塩分が含まれることになります。成人男性の場合、およそ1日の目標量の4分の1をみそ汁で摂取してしまうということです。

しかしながらみそは、一概に「減らそう」とは言いにくい食品です。

東北地方をはじめ寒さの厳しい地域は、塩分の摂取量が多いことで知られています。その理由としては、一つに塩分には体温を上げる効果があり、寒冷地の人々は塩によって体温を維持してきたことが挙げられます。また一つに、長い冬に備えて食品を塩蔵して保存してきたため、濃い味つけが好まれる傾向にあるとされています。

こうした地域では、高血圧の人が多く、脳卒中にかかる人の数も多いとされてきました。しかし例外もあり、それが長野県です。

平成28年国民健康・栄養調査で都道府県別の食塩摂取量を見ると、長野県の成人男性は11・8グラムで全国第3位。成人女性は、10・1グラムでなんと全国第1位です。それにもかかわらず、2010年に男女ともに平均寿命第1位になって以降、長寿県として知られるようになりました。

長野県は、もともと長寿県だったわけではありません。昭和30年代から40年代にかけては、脳卒中の死亡率が全国でもトップクラスでした。そこで県を挙げて減塩活動に取り組んだ結果、その効果が表れてきたのです。

とはいえ、まだまだ塩分摂取量が多いのになぜ長寿なのかと疑問に思う人もいるでしょう。それは、みそを中心とした発酵食品をよく食べているからです。

みそには、血圧を下げる効果があるという説も、最近の研究では言われています。共立女子大学の上原誉志夫教授は、みそ汁の摂取量と血圧の関係を調べ、みそ汁には30％

の減塩効果があると発表しています（『高血圧ならみそ汁を飲みなさい！』実業之日本社、２０１５年）。

同じ塩分を摂るにしても、塩からとみそからとでは、体に及ぼす影響が異なるということ。みそはたんぱく源でもあるので、みそ汁の塩分は多いものの、１日１杯は飲んでもかまいません。ただ、できるだけ摂取するみその量を減らすように工夫しましょう。

そのためには第一に、だしをきかせ、使うみその量を減らすこと。第二に、具を多めにし、汁をたくさん飲まないこと。

みそ汁の減塩のコツについては、次の「実践編」でくわしくお伝えしたいと思いますので、とりあえずその二点を覚えておいてください。

顆粒だしやコンソメに注意

知らないうちに塩分を摂りすぎてしまうものの一つに、汁物があります。そこで注意したいのは、だしやスープの素といった調味料です。

おなじみなのは、いりこだしやかつおだしなど顆粒の和風だしでしょう。そのほかにコンソメやブイヨンなどの洋風だし、それに鶏がらだしや半練りタイプの中華だしなども気をつけて使いたい調味料です。

先ほどみそ汁のお話をしましたが、顆粒だしを使うと、さらに塩分は多くなります。通常のタイプだと、みそ汁1杯につき規定量の1・0グラムを使うと、塩分はだいたい0・4グラムプラス。みそ汁1杯だけで2・4グラムの塩分に達してしまいます。

洋風だしや中華だしになると、和風だし以上に塩分が多くなります。たとえば、固形タイプのコンソメ1個でおよそ2・3〜2・4グラム。顆粒の鶏がらだしは、スープ1杯分に使用する小さじ1杯分で、およそ1・1〜1・2グラムになります。

こうしたスープの素は、それだけで味が決まるようにつくられています。にもかかわらず、仕上げにさらに塩を足しているという人もいるのではないでしょうか。

できればこうした加工だしは使わず、具材のうまみを引き出し、少量の塩やこしょうなどで味を調えるのが理想です。それでももの足りないという場合は、規定量の1／2〜1／3に減らして使うようにしましょう。

汁物の塩分を計るには、デジタルの塩分濃度計があります。数年前までは気軽には手を出しにくい値段でしたが、最近では２０００円前後の手ごろなものが販売されています。

使い方は、測定する液体をよくかき混ぜ、センサーのついている先端部分を入れるだけ。「濃い〜ふつう〜薄い」といった目安とともに、塩分のパーセンテージが表示されます。全体の塩分を知りたいときは、「飲んだ量 × 塩分濃度 ÷ １００」で算出できます。

塩分控えめで、塩味もちゃんと感じられる塩分濃度の目安は０・８％。たとえば、みそ汁１杯（１８０ml）で０・８％の塩分濃度だとすると、塩分摂取量は、

１８０ml×０・８％÷１００＝１・４４グラム

となります。信州みその量に換算すると、12・３グラム。およそ大さじ２／３の量です。

一度使ってみるとわかると思いますが、「けっこう少なめにみそを入れたな」と思っても、計ってみると「ふつう」と出ることがあります。客観的な数字で見ると、いかにふだん塩分を摂りすぎているか実感できると思います。

繰り返し計っていると、「今日は少し濃かったかな」「今日はちょうどいいな」と舌と塩分濃度計の表示がだんだんと一致してくるようになります。汁物がとくに好きだという人は、ふだん飲んでいるみそ汁やスープがどのくらいの濃さかを塩分濃度計でチェックしてみてはいかがでしょうか。

ドレッシングは使い切らない

野菜は、健康維持のためにぜひともたくさん摂っていただきたい食品ですが、ここにも塩分を摂りすぎてしまう要因が潜んでいます。それは、サラダについてくるドレッシングです。

先に、しょうゆにくらべマヨネーズは塩分がかなり少ないことを説明しました。それと同様に、しょうゆベースの透明な和風ドレッシングや中華風ドレッシングより、マヨネーズをベースにしたサウザンアイランドドレッシングや乳化タイプの洋風ドレッシングのほうが比較的塩分は少なめです。

それから意外と落とし穴なのが、ノンオイルタイプのドレッシングです。カロリーの面からいってノンオイルは体にいいと考えられがちですが、実は油のコクがない分、味を補うために塩分が多く含まれる傾向にあります。購入するときは、栄養成分表示で塩分を確認するようにしましょう。

また減塩の話からは少しそれますが、体内でビタミンAに変換されるβカロテンは緑黄色野菜に多く含まれ、油と一緒に摂ることで吸収率がアップします。そのため栄養面からいうと、オイル入りのドレッシングと一緒に食べたほうがよいのです。

しかし、やはり摂りすぎは禁物。しょうゆベースのドレッシングの塩分は、大さじ1杯（15ml）で0・7〜0・8グラム。乳化タイプのドレッシングも0・5グラム前後。市販のドレッシングの場合、注ぎ口が大きめに開いてますから、そのままかけるとやはりドボドボとかけすぎてしまうことが多いように見受けられます。繰り返しになりますが、ドレッシングもあらかじめ決めた量を計って使うことが肝心です。

また、コンビニのサラダについてくる袋入りのドレッシングはだいたい25ml。和風ドレッシングの場合、それだけで塩分1・0グラムをオーバーしてしまいます。ついつい使い切ってしまいがちですが、そこは意識して半分くらい残すようにしましょう。

塩分ゼロの調味料を使おう

これまで塩分が多い調味料について見てきましたが、今度は減塩生活の強い味方になってくれる、塩分が含まれていない調味料を取りあげたいと思います。

風味や香味を増す香辛料などの調味料は、基本的に塩分が含まれていないと思っていいでしょう。

よく使われる塩分ゼロの調味料といえば、こしょうです。またカレー粉にも塩分は含まれていません（ただしルーになると塩分が多いので注意です）。バジルなどのハーブ類も塩分はゼロです。

意外なところでいうと、ラー油も塩分ゼロの調味料の仲間です。ですから、餃子のたれをラー油とお酢を多めにして、しょうゆを数滴たらす程度にすれば、減塩になります。

和食に使われるものだと、わさびやしょうが、からし、七味唐辛子、粉山椒など。大葉や三つ葉なども和製ハーブと言っていいかもしれません。ただ、チューブ入りのわさびやしょうがなどには、保存のために塩分が加えられているので要注意です。

酸味系の調味料も、基本的に塩分はなし。ゆずやレモンなどの柑橘類の果汁を上手に使えば、味のアクセントになって減塩を手助けしてくれます。

お酢も基本的には、塩分不使用です。原料由来のナトリウムがほんのわずか含まれていますが、微量ですので気にする必要はありません。

ただ注意が必要なのは、あらかじめ塩を加え、味を調えてある調味酢です。

一般的なのは、すし酢でしょう。大さじ1杯でだいたい1・1グラムの塩分が含まれています。ちらし寿司などをつくるときには米1合に対して大さじ2杯が目安。お寿司というとふだんお茶碗で食べるよりもごはんの量は多くなると思いますから、やはり塩分も多くなってしまいがちです。

また調味料ではありませんが、ごまや青のりといった風味のある食材も、塩分の代わりに満足度を高めてくれるものです。

味が「もの足りないな」と思ったら、塩やしょうゆに手を伸ばさず、こしょうをふったり、レモンを絞ってみたりして工夫しましょう。塩分を含まない調味料を上手に活用することが、塩分控えめでもおいしく食べられるコツです。

減塩商品の落とし穴

調味料の話の最後に、減塩商品についてふれておきましょう。

しょうゆ、みそをはじめ、最近では減塩の調味料がいろいろなメーカーから発売されています。味も昔にくらべるとずいぶん改良され、すでに使っているという人もいるかもしれません。

減塩商品は通常のものにくらべて塩分が半分程度、少ないものでは1／3に抑えられているものもあります。ただ気をつけてほしいのは、メーカーによって実際に入っている塩分が異なる点です。「50％カット」の商品と「40％カット」の商品があったとして、必ずしも「50％カット」を謳っているほうが、塩分が少ないというわけではありません。そのメーカーの通常商品とくらべてどのくらい塩分をカットしたかが書かれているだけなので、栄養成分表示をきちんと見てたしかめるようにしましょう。

減塩商品は、刺身にしょうゆをつけて食べるなど、そのまま使う場合には有効だと考えられます。ですが、調理の際は、使い方によっては減塩効果も薄れてしまう可能性があるので、それほどおすすめはしていません。

煮物などをつくる際、たいていの人が味を見ながら最後に調味料を足して仕上げをするでしょう。減塩しょうゆを使うと、やはり味は薄くなりますから、「もうちょっと味を足そうかな」となって、ついつい使いすぎてしまうケースが多いんですね。そうなると結局、通常のしょうゆを使うのと変わらないくらい、塩分を摂ってしまうことがあります。ですから、決めた量以上に使わないということに徹しなければ、減塩商品でも意味がなくなってしまうのです。

また、減塩商品はどうしても割高になります。減塩商品を使わずとも、調味料の量を抑えて薄味でもおいしく食べる工夫をしたほうが、家計にやさしく無理なく続けられるでしょう。たとえば減塩しょうゆの場合、昆布やかつおなどのうまみをきかせ、塩分を補っています。ですから、ふだん使っているしょうゆをだしで割って、お手製のだし割りしょうゆをつくってみるのはいかがでしょうか。

そういえば最近、「減塩の塩」という不思議な商品をみつけました。塩なのに減塩とはどういうことだろうと調べてみたら、塩化ナトリウムと同じく塩味を感じる「塩化カリウム」を加え、塩化ナトリウムの量を減らしたものだということがわかりました。

カリウムは大部分が尿と一緒に排泄されますが、腎臓の機能が低下していると、うまく体内から排泄されず、高カリウム血症になります。高カリウム血症になると、手足などが痺れたり、不整脈が起きたりします。重篤な場合には、心肺停止に至ることもあります。ですから、腎臓に問題がある人は注意が必要です。

減塩商品を使うにしても、結局のところ、大切なのは薄味でいかにおいしく食べるかということ。減塩商品に手を伸ばす前に、現状で工夫できるところはないか、今の食生活を見直すことが先決です。

減塩のために気をつけたい食品

食塩摂取源第1位の食品は？

調味料の次に、減塩のために気をつけたい加工食品について解説しましょう。平成24年の国民健康・栄養調査の解析によると（76ページ参照）、1位はカップめんで1日あたりの食塩摂取量は5・5グラム。成人男性の場合、1日の目標量の約7割、成人女性の場合は約8割を摂っていることになります。2位はインスタントラーメンで、食塩摂取量はカップめんより若干少ない5・4グラム。3位の梅干しの3倍に当たりますから、いかにインスタント食品に塩分が多く含まれているかが実感できます。

3位から5位は梅干し、高菜の漬け物、きゅうりの漬け物と、漬け物で占められています。以降も、白菜の漬け物、大根の漬け物、かぶの漬け物、福神漬、キムチなど漬け物が軒並みランクインしています。したがって、漬け物も塩分摂取の大きな要因になっているということです。

それ以外には、辛子めんたいこやたらこなどの魚卵の加工品に、塩さばやまあじの開き干し、塩ざけなどの干物や塩蔵魚があがっています。それに塩昆布や昆布などの海藻加工品、練り製品のさつま揚げもあります。こうして見ると、魚介加工品がランキング

食塩摂取源となっている食品のランキング

順位	食品名	1日あたりの食塩摂取量(g)	順位	食品名	1日あたりの食塩摂取量(g)
①	カップめん	5.5	⑪	大根の漬け物	0.9
②	インスタントラーメン	5.4	⑫	パン	0.9
③	梅干し	1.8	⑬	たらこ	0.9
④	高菜の漬け物	1.2	⑭	塩昆布	0.8
④	きゅうりの漬け物	1.2	⑮	かぶの漬け物	0.8
⑥	辛子めんたいこ	1.1	⑯	福神漬	0.8
⑦	塩さば	1.1	⑰	キムチ	0.7
⑧	白菜の漬け物	1.0	⑱	焼き豚	0.7
⑨	まあじの開き干し	1.0	⑲	刻み昆布	0.7
⑩	塩ざけ	0.9	⑳	さつま揚げ	0.7

出典:国立研究開発法人医薬基盤・健康・栄養研究所
平成24年国民健康・栄養調査のデータをもとに解析した結果。対象は20歳以上の男女2万6726名。
摂食者数が300名未満の食品、調味料・香辛料類は除く。
「1日あたりの食塩摂取量」は、当該食品からの食塩摂取量の平均値

の大半を占めています。

さて、このなかにあなたの好きなものや、よく食べているものはありましたか。そうだとしたら、さらに注意が必要です。

この統計では食べられている総量を摂食者の数で割っているので、どうしても1日あたりの食品摂取量は均《なら》される傾向にあるからです。たとえば辛子めんたいこの摂取量は20グラムとなっていますが、これはだいたい一腹の1／5の量です。

辛子めんたいこが好きな人が、

1／5だけ食べてやめられるでしょうか。おそらくは半分、一腹と食べているのではないかと思います。そうだとすると、食塩摂取量は「1・1グラム×5倍」で5・5グラムになります。カップめんをほとんど食べていなくても、ごはんのお供にいつも辛子めんたいこを一腹食べていたら、同じだけ塩分を摂ってしまっていることに変わりはありません。

とはいえ、減塩するには好きなものを食べてはいけないのかと、がっかりしないでください。ここに挙げたものは絶対に食べてはいけないわけではありません。食べ方に気をつける必要があるということです。

塩分の多い加工食品はイエローカードと同じ

こうして見ると、減塩教室のときに「塩分を減らすために避けましょう」とお話ししている食品と、76ページの食塩摂取源の上位にランクインした食品はほぼ重なります。

しかし、先にも言ったようにこれらは絶対に食べてはいけないものではありません。

「これは塩分が多い」「あれも食べてはいけない」と思うと、食事を心から楽しめなくなります。しかもこの本を読んでいる方はまだ予防の段階だと思いますから、あまりに厳しい減塩を自分に課してしまうと、反動で食べすぎてしまうことだってなきにしもあらずです。

覚えてもらいたいのは、これらは減塩にとって「×」の食品ではなく、「△」の食品だということです。

たとえるならサッカーのイエローカードです。イエローカードが2枚になると出場停止になりますよね。それと同じで、「△」の食品を二つ以上食べると、減塩としては「×」ということです。食べたら即いけない「レッドカード」ではなく、複数食べるとよくない「イエローカード」だと考えてください。

朝食にハムやソーセージを食べたら、夕食に干物は食べない。あるいは夕食に、かまぼこやちくわなどの練り製品と、漬け物などを一緒に出さない。カップラーメンが好きな人は、スナック菓子は控えるといった具合です。

どのような食品に塩分が多いかを知って、たくさん食べてしまったときは、ほかで少し塩分を摂らないように調節する。そんなふうに1日のなかでやりくりできるようになることが大切です。

避けるに越したことはないインスタント食品

76ページのデータでは、カップめん、インスタントラーメンが食塩摂取源のダントツの上位を占めていました。

こうしためん類のインスタント食品の栄養成分表示には、だいたいめんとかやくに含まれる塩分と、スープの塩分とが分けて表示されています。

たとえばカップめんの場合、塩分の総量は約5・0グラム。そのうちめんとかやくが、2・3〜2・4グラムくらい、スープは2・5〜2・9グラムくらいです。要は「スープを飲まずに、めんとかやくだけ食べると約2・5グラムですよ」ということです。多少はめんがスープを吸うでしょうから、めんだけ食べたとしても2・5グラムというわけにはいかないと思いますが、スープは飲まないに越したことはありません。

また、インスタントラーメンの場合、めんをお湯でゆでると、めんに含まれる塩分がいくらか湯のなかに溶け出します。できるだけ塩分を減らすには、めんを別ゆですることをおすすめします。

インスタント食品で、そのほかよく食べられているのはレトルトカレーなどのレトルト食品でしょう。

2017年にレトルトカレーがカレールーの購入額を上回ったとしてニュースになりました。背景には、高齢世帯や単身世帯の増加があるとされています。

温めればすぐに食べられるレトルトカレーですが、1食あたりの塩分は2・0〜3・0グラムになります。カレールーを使った場合の1食分の塩分が2・2〜2・5グラムですから、だいたい同じくらいの塩分が含まれていると考えていいでしょう。

インスタントのカップスープは1・2〜2・0グラム。インスタントのみそ汁は、家庭でつくるよりやや多めで2・0〜2・5グラム程度。いくら湯を多く入れて、味を薄くしたところで、全部飲んでしまえば摂取する塩分量に変わりはありません。減塩を考えるなら、あらかじめ入れる粉末の量を少なめにするか、飲む量を減らすかでしょう。

このようにインスタント食品は、総じて塩分が多めです。食べないに越したことはありませんが、忙しいときなどついつい手が伸びてしまうこともあるでしょう。安売りしているときにまとめ買いしがちだと思いますので、まずは買い置きをしないことからはじめてみてはいかがでしょうか。

漬け物の代わりにピクルスを

和食の塩分が多くなる理由の一つに、漬け物があります。

たとえば、定食屋などで小皿にちょっと盛りつけられているなすのしば漬け。20グラムで塩分は0・8グラムもあります。白菜の塩漬けだと、同量で0・5グラム弱。きゅうりのぬか漬けは、同じく20グラム、3〜4切れ程度で1・0グラムほどになります。少量食べただけで、ぐっと1日の塩分摂取量を押しあげてしまうことがわかります。

しかし、キムチやぬか漬けなどの発酵食品に含まれる乳酸菌には、腸内環境を整えるなどの健康効果が期待できます。みそと同様に、一概に「減らそう」とは言えない食品なんですね。そうなると、やはり気をつけたいのは食べる量です。

昔は漬け物でごはんをたくさん食べていましたが、おかずの種類が増えた今では、最後に残った一口、二口のごはんを食べるために漬け物を食べるという人が多いのではないかと思います。ですから大鉢などに入れず、小皿に少量だけとって食卓に出すこと。しょうゆをかけるのは、もちろん論外です。最近では梅干しを筆頭に、減塩の漬け物が増えていますから、そうしたものを取り入れるのも一案です。

またつくる際も、今は昔と違って冷蔵庫で保存しますから、塩分をきつくする必要はありません。ぬか床でも最近は、冷蔵庫でつくる塩分控えめのレシピがあります。しかしそれよりいいのは、野菜が余ったときに塩漬けにせず、酢漬けにすることです。

ピクルスなら、お酢も摂れて塩分も控えめ。減塩するなら、漬け物の代わりにピクルスにすることをおすすめします。

魚介類は新鮮なものほど減塩になる

冷蔵設備が発達していない時代は、魚介類の保存に塩は欠かせないものでした。しかし、今では全国どこでも、いつでも新鮮なものが手に入るようになっています。

減塩のためには、干物や塩蔵魚は避け、新鮮な生のものを使うこと。新鮮な生魚を使えば、下ごしらえで臭みをとるためにふり塩をする必要もありません。

たとえば、魚のおかずの定番であるさけ。生ざけ1切れ（80グラム）に、塩分は0・16グラム程度しか含まれていませんが、甘塩ざけだと2・2グラム、辛口の塩ざけだと3・8グラムと大きな差があります。甘塩ざけは「甘口」「甘ざけ」などと表記されていることもあり、塩が入っていないと勘違いしている人もいるようですが、決してそうではありません。

塩さばもよく食べられていますが、半身（150グラム）で塩分は2・7グラムと多めです。しめさばは酢を使っているので塩分が少ないと思われがちですが、塩漬けしたあとに酢で〆るので、これもまた半身（120グラム）で2・0グラムと塩分は多くなります。

干物もまあじの開き干し1枚（正味85グラム）で、1・4グラム。ほっけの開き干し1枚（正味186グラム）で3・2グラム。そうした数字を見ると、干物に添えられた大根おろしにしょうゆをかけるのはNGだとわかりますね。

また海藻類も塩分が多く含まれるものの一つ。なかでもカットわかめは、そのままみそ汁やスープなどに入れられて便利ですが、5・0グラムで塩分は1・2グラムと多いので注意が必要です。

減塩のコツは、塩抜きをすること。水に5分ほど浸すと、塩分は75%ほど減ります。減塩のためには塩抜きをするのがベストですが、そのまま使いたいときは、みそなど調味料の量を減らすようにしたいものです。

ごはんとパン、減塩生活に向いているのはどっち?

最近は、糖質制限ダイエットが盛んで、ごはんはだいぶ嫌われ者になっています。しかし、減塩生活から考えると、ごはんは塩分ゼロの優秀な食べ物です。

さらに糖質制限ダイエットは、塩分摂取量を増やすことになるのではないかと危惧しています。なぜなら、ごはんを食べずにおかずだけでお腹を満たすとなると、どうしてもおかずを食べる量が増えがちだからです。

おかずには、多少なりとも塩分が含まれています。ですから、おかずを食べれば食べるほど、塩分摂取量も積み重なっていきます。その影響が体にどう出るかは今のところ未知数ですが、適度にごはんを食べてお腹を満たしてあげることが、減塩生活には望ましいでしょう。

ただ、パンになると話は別です。減塩教室では、パンは意外と塩分が多い食品として必ず言及しています。

8枚切の食パン1枚の塩分は0・6グラム、6枚切なら1枚0・8グラム。しかも食パンにはたいてい何かつけますよね。バターを大さじ1杯（約12グラム）つけると、0・2グラムプラス。さらにスライスチーズと薄切りのロースハムを1枚ずつのせたとしたら……。


0・8グラム（食パン）＋0・2グラム（バター）＋0・5グラム（チーズ）＋0・4グラム（ハム）＝1・9グラム

このようになり、すべて足すと1・9グラム。それほど量は食べていないのに、塩分はかなり多くなります。

チーズやハムをのせないとしても、朝食にパンを食べる場合、ベーコンエッグやハムエッグなども合わせて食べることが多いと思います。ベーコンやハムの塩気だけで、あとはケチャップなどで食べればいいのですが、おそらく多くの人は塩をふりかけているのではないでしょうか。

プレーンなフランスパンも50グラム（だいたい6センチ幅を1切れ分）で、食パン6枚切1枚とほぼ同じ塩分です。あんパンなどの甘いパンにも、生地には塩分が含まれます。お昼にコンビニなどのサンドイッチを食べるという人も多いと思いますが、具材によっては1パックでだいたい1・1〜2・0グラムになります。

このようにパンばかり食べていると、主食だけでかなりの塩分を摂ってしまいがちです。ですから、朝や昼にパンを食べたら夜はごはんにする、といったようにバランスをとるようにしたいものです。

白いめんにご用心

ごはんやパンと並び、主食となるめん類。カップめんやインスタントラーメンに含まれる塩分が多いことはすでに述べました。ここで取りあげたいのは、めんそのものに含まれる塩分です。

うどん、そば、そうめん。それに中華めんやパスタ。このなかで一番塩分が多いのはどのめんでしょうか。

答えは、うどんです。ラーメンに含まれる塩分が多いことから、中華めんかと思った人もいるかもしれません。ですがそれ以上に、独特のコシを出すため、うどんには塩分が多く使われているのです。

生のうどん1人前（240グラム）をゆでたときの塩分は、0・7グラム。干しうどんだと1・3グラムと倍近くになります。うどんだけでなく、そばやそうめんも一般に、乾めんのほうが生めんよりも塩分が多くなります。

逆に塩分がないのが、パスタです。

ただしパスタはゆでるときに塩を入れるため、ゆであがったときにその分の塩分がプラスされます。塩を入れる理由は、パスタにコシを出すため、ソースが水っぽくならないようにするためなどと言われていますが、塩を入れなくてもおいしく食べることはできます。塩を入れずにパスタをゆで、ソースの塩分も控えれば、パスタは減塩メニューをつくりやすいと言えるでしょう。

そばもパスタと同様、基本的に塩分はゼロです。しかし、つなぎに小麦を使っている乾めんには、塩分が使われているものが多いようです。

なお手延べそうめん（乾めん）は1人前（100グラム）で、0・7グラム。同量の中華めんでは生めん、乾めんともに0・4グラム。白いめんのほうが総じて塩分が多いということになります。

先にインスタントラーメンをつくるとき、ゆでるときにめんの塩分が湯のなかに溶け出すことをお話ししました。それは生めんや乾めんでも同じです。塩分をなるべく減らすためには、めんを別ゆでするようにしましょう。

意外と多くの塩分が含まれる食品

最後に、意外と見過ごされがちな食品についてふれておきましょう。

思った以上に塩分が多い食品に、洋菓子があります。しょっぱいおせんべいに塩分が多く含まれるのは味からしてわかりますが、甘い洋菓子にも意外と塩分が多く含まれています。

たとえばアップルパイは、1切れ（185グラム）で1・2グラム。パイ生地にバターがたっぷり含まれているので、それだけ塩分は多くなります。ベイクドチーズケーキ1切れ（110グラム）で、0・7グラム。これはチーズに塩分が多く含まれているからです。

では和菓子はというと、あんこの入った今川焼1個（100グラム）で0・1グラム。豆大福1個（105グラム）で0・4グラム。あまじょっぱいみたらし団子1本（60グラム）でも0・4グラムです。和菓子は糖分が多いのでその点には注意が必要ですが、塩分に関してだけいえば、洋菓子にくらべると少ないのです。

そのほか気をつけたいのは、飲み物に含まれる塩分です。

塩分が多い飲み物の代表は、スポーツドリンクです。ポカリスエット100mlあたりの塩分量が約0・12グラム。500mlを1本飲むと、0・6グラムになります。喉が渇いていると、ゴクゴクと飲んでしまい、いつのまにか塩分をたくさん摂ってしまっていることになりかねません。またスポーツドリンクは、たくさん飲むと糖分も摂りすぎてしまいます。経口補水液のときにもふれましたが、日常的に飲むのはおすすめできません。

そして健康にいいと思って飲んでいる野菜ジュースも要注意です。1本（200ml）で多いものだと0・6グラムくらいの塩分が含まれています。栄養成分表示をチェックして、無塩のものを選ぶようにしましょう。

実践編

今日からはじめる減塩生活

減塩生活の基本的な考え方

帳尻合わせで塩分ダイエット

減塩生活で大切なのは、まずたんぱく質、糖質、脂質、ビタミン、ミネラル、食物繊維という六大栄養素をちゃんと摂りながら、「おいしく食べる」ことに尽きます。

減塩生活をはじめた人からしばしば聞くのは、食べるのが楽しくなくなってしまったという声です。食品の塩分をチェックするようになると、「これにはこんなに塩分が含まれていたのか」「あれもこんなに塩分が多い」と、身近な食品にも多く塩分が含まれていることに気づきます。そして塩分を気にするあまり、以前のように食べることが楽しめなくなってしまったというのです。

旅行先でごちそうが並ぶお膳を目の前にしても、塩分がどれくらいになるかと思うと、お箸を持つ手が進まない。家族で外食しても、塩分のことに気をとられて、会話が弾まない。そんなことになってしまっては、せっかく楽しいはずの食事が台無しです。

減塩生活は、一過性では意味がありません。好きなものを我慢してばかりいては、かえって反動で食べすぎてしまうことも往々にしてあるでしょう。無理なダイエットと同じでリバウンドしてしまう恐れがあります。ですから、継続するためには「おいしく食べる」ことが欠かせません。

そこで取り入れてほしいのが「帳尻合わせ」の考え方です。

1日の塩分摂取量の目標は、成人男性で8・0グラム未満、成人女性で7・0グラム未満。三食で単純に計算すると、1食あたり2・0〜3・0グラムに抑えるのが理想です。しかし、外食をすると3・0グラムなどあっというまに超えてしまい、3・0グラム未満に抑えようとすると「あれも食べられない、これもダメ」ということになってしまいます。

仮に「今日のお昼はラーメンが食べたい」と思ったとしましょう。ラーメン1杯に含まれる全体の塩分量は、前述のように7・0〜8・0グラムです。後述しますが、食べ方次第で塩分摂取量をある程度抑えられますが、残さず食べたとすると1食の塩分量はおろか、1日分の塩分量にも匹敵します。減塩を考えると「食べない」という結論が一番かもしれませんが、我慢ばかりでは食事が楽しめなくなってしまいます。「食べたい」と思うなら、たまには「それはそれでよし」としましょう。

お昼にラーメンを食べると決めたら、その代わり、朝食は塩分を控えめにする。夕食は家で減塩メニューをつくる。

1食で塩分を多く摂ったなと思ったら、前後の食事で調節をし、トータルで塩分を抑えるようにやりくりするのです。

旅行中や出張中など、1日でやりくりするのがどうしても難しいという場合もあるかと思います。そうしたときは3日でやりくりするというのでもかまいません。1週間で調整すると決めて、そのとおりに実行できるのであれば、それでも問題はないでしょう。

ただ「今日だけは」という気持ちは要注意。ダイエットで「明日からがんばる」と言って、ずるずると食べすぎてしまうという失敗例をよく耳にします。減塩もそれと同じで、気持ちが緩んでずるずるともとの濃い味の食生活に戻ってしまう可能性があるので気をつけたいところです。

またダイエットと異なるのは、薄味に慣れてきたころに外食が続いて塩辛いものばかり食べていると、味覚がもとに戻ってしまう点。そうなると、またふり出しに戻って一から薄味に舌を慣らしていかなければなりません。

できれば1食単位でだいたいの塩分量を把握して、1日で帳尻を合わせるようにしましょう。それが難しい場合は、3日くらいを目安に調整するように心がけてください。

ふだんはしっかりと減塩生活をして、ここぞというときにはおいしいものを心ゆくまで味わう。そんなメリハリのある食生活を目指しましょう。

「濃さ」の減塩、「量」の減塩

減塩と聞いて、薄味の病院食を思い浮かべる人は多いでしょう。しかし、塩分を控える方法には、味を薄くする以外のアプローチがあります。それは「量を減らす」という方法です。

たとえば、AとBという2種類のスープが同じ分量だけスープカップに入っているとしましょう。Aは薄味で、全部飲むと塩分量は1・0グラム。Bは塩気が強く、全部飲むと塩分量はAの2倍の2・0グラムだとします。

AとB、1杯ずつ飲むと塩分摂取量は当然、Bのほうが多くなります。では、Aは薄味で飲みやすいからと、おかわりして2杯飲んだとしたらどうでしょうか。逆に、Bは塩辛いからといって、半分残したとしたらどうなるでしょうか。

Aを2杯飲むと、塩分摂取量は倍の2・0グラムになります。一方、Bを半分残すと、塩分摂取量も半分の1・0グラムです。よって、味の濃いスープを半分だけ飲んだほうが、塩分摂取量は少なくなります。

味が薄くてもたくさん摂れば、当然のことながら体内に入る塩分量は増えます。逆に味が濃くても、摂取するのを少量にとどめれば、塩分量は抑えることができます。

要するに、薄味かどうかよりも「塩分がどれだけ口に入ったか」が問題なのです。当たり前のことですが、減塩に取り組みはじめると、食品や料理自体の塩分が気になって、ついついこの基本を忘れがちです。

では単純に食べる量を減らせばいいのかといえば、そうではありません。いつものように濃い味のまま塩分を減らそうとすると、必要な栄養まで足りなくなってしまう可能性があります。塩分を減らしつつ、栄養もきちんと摂るには、やはり薄味に慣れておく必要があります。

味を薄くする「濃さ」の減塩と、塩分が多く含まれるものを中心に、食べる量を控える「量」の減塩。

おいしく食べて減塩するには、どちらか一方だけではなく、両方の視点を頭に入れておくこと。それが減塩生活を成功させる秘訣です。

メリハリをつけて徐々に薄味へシフト

「濃さ」の減塩と「量」の減塩。減塩には二つのアプローチがあることがわかったところで、実際にどのように毎日の生活に取り入れていったらいいかをお話ししましょう。

減塩の方法にはまず一つに、塩気のあるものをすべて少しずつ薄くしていくという、全面的に「濃さ」の減塩を行うやり方があります。

薄味に慣れるまでは、だいたい1週間。前に患者さんの例を挙げて、そうお話ししましたが、1週間集中して減塩メニューを摂り、一気に薄味にシフトする方法です。

濃い味から薄味へと味覚を切り替えるにはこの方法が一番確かなのですが、日々の生活のなかで実践するとなるとなかなか難しいでしょう。

濃い味に慣れていた人がいきなり減塩食を口にすると、もの足りなさを感じて、ついつい塩やしょうゆをかけてしまって台無しになりがちです。おまけに外食だと、薄味のメニューを探すのにひと苦労です。そこで取り入れてほしいのが、メリハリをつけて段階的に減らしていくというやり方です。

たとえば、主菜は塩分を気にせず好きなものを食べます。その代わり、副菜はなるべく塩分が少ないものにします。みそ汁の量も控えめに。すべての塩分を減らすのではなく、塩気のあるもの、ないもののメリハリをつけます。そうすれば味気ない食事にならず、満足度も高くなるでしょう。

ただ、このやり方を続けていても薄味には慣れないところが問題です。もちろん1日の塩分摂取量は減っていますから、塩分を減らすという面から考えれば合格です。しかし、減塩生活を長く続けていくためには、やはり味自体を変えて、薄味に慣れていくことが望ましいでしょう。

薄味に慣れるには、素材自体の味わいを楽しめるようになることがポイントです。そこでおすすめしたいのが、蒸し野菜です。

野菜を蒸すと、ゆでるのと違って水っぽくならず、野菜本来の甘みやうまみが増します。それだけではありません。野菜には、塩分を体から排出してくれるカリウムが多く含まれると先述しましたが、実はカリウムは水溶性。ゆでたり煮たりすると、水に溶け出します。ですから蒸し野菜のほうが、カリウムは失われにくく、効率よく摂取できるという利点があります。また蒸せばかさが減りますから、たくさん食べられるのもうれしいところです。

いつもの食卓に、蒸し野菜を一品添えてみてください。そして味の濃いものを食べる前に、まず何もつけずに味わってみましょう。

キャベツや白菜、ほうれんそうにブロッコリー、にんじんやかぶ、かぼちゃなど旬の新鮮な野菜なら何でもかまいません。蒸してみると、意外と野菜そのものの甘みや苦みなどさまざまな味を感じられると思います。そうして味つけしていない蒸し野菜をおいしく食べられるようになると、何でも濃く味つけする必要はないということに気づくはずです。

メリハリをつけながら、ちょっとずつでも薄味に慣れていけるようにするには、どうすればいいでしょうか。外食時の食べ方のコツと家庭での調理のコツに分けて解説していきましょう。

外食で減塩するには

外食が高塩分になる理由

外食は、家庭で食べるよりもどうしても塩分が多くなりがちです。万人受けを狙うなら、それなりの味の濃さが求められます。そのため、下処理から下味、仕上げまでしっかり味をつけることになるからです。

味の濃さに加え、外食だと量も増える傾向にあります。食べる量が増えれば、塩分の摂取量も増えるという法則はもうおわかりですね。

最近では、健康志向の高まりで減塩を謳う店も登場していますが、まだごく少数です。となると、防衛策としてまず考えられるのは、できるだけ塩分の少ないメニューを選ぶことです。そのためにはどんな料理に塩分が多く含まれているのか、あらかじめ知っておく必要があります。

昨今、ファミリーレストランなどのチェーン店では、メニューに栄養成分表示を掲載しているところが増えています。そうした場合、塩分も必ず表示されていますから、お気に入りの料理の塩分はどのくらいか、チェックしてみましょう。一度、メニューをじっくり見てみると、料理によってかなり差があることが実感できるのではないかと思います。

料理の種類でいうと、塩分が少ないのは洋食、次が和食、一番塩分が多い傾向にあるのは中華料理です。もちろん、洋食でも塩分が高い料理はありますし、中華料理でもメニューの選び方や食べ方次第では塩分を抑えることができます。あくまで傾向として覚えておいてください。

そのほか対策としては、しょうゆやソース、ドレッシングなどあとからかける調味料の分量を加減すること。また、お皿に残ったソースや煮汁などは残すこと。さらに塩分が多そうな小鉢や付け合わせ、汁物などがあれば、それも半分くらい残しましょう。そうして少しずつ塩分をカットしていけば、「チリも積もれば」式に減塩できます。

では次から、具体的なメニュー例を挙げながら、外食での減塩のポイントを見ていきたいと思います。

和定食、どう食べれば減塩になる?

和食は塩分が高めだと、これまで何度かお伝えしてきました。それは、高塩分の汁物と漬け物が必ずついてくるからです。

では実際にどのくらい高くなるのでしょうか。焼き魚の定食を例に見てみましょう。

メインのおかずであるアジの塩焼きに、小鉢、ごはんとみそ汁、漬け物がついた典型的な定食です。この定食の総塩分量は5・1グラム。1食の目安である2・0〜3・0グラムを大幅に超えています。

そしてたいていの場合、それだけでは済みません。アジの塩焼きに添えられている大根おろしが曲者《くせもの》です。大根おろし自体に塩分はありませんが、多くの人が大根おろしにはしょうゆをかけるものと思っているのではないでしょうか。

焼き魚定食

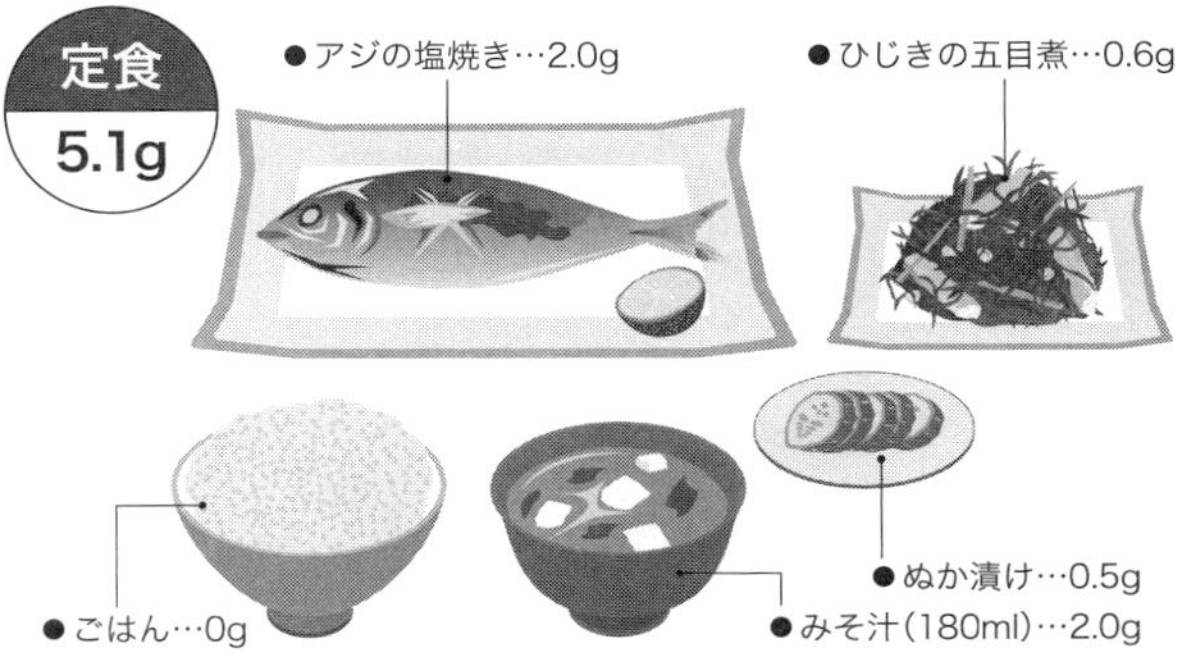

そこでいつものように大根おろしに、しょうゆをかけたとしたら、さらにその分の塩分が加わります。小さじ1杯とすれば、プラス0・9グラムで計6・0グラム。1食だけで1日の目標量の大半を摂取してしまうことになります。

では、塩分を減らすにはどうしたらいいでしょうか。

先ほどお話ししたように第一に、あとから調味料を加えないこと。したがって、大根おろしはそのまま食べることです。アジの塩焼き自体に塩味が十分ついていますから、しょうゆをかけずに大根おろしを添えて食べましょう。

そして次は「チリ積も」式で、ちょっとずつ塩分を減らしていくことです。ただ、だからといって、メインのおかずを残すのはあまりおすすめしません。食べたいと思って頼んだものですから、残すとなると食事の満足度は落ちるでしょう。それよりはおかずはしっかりと食べて、そのほかのもので塩分を減らしていくほうが「食べた」という満足感が味わえるからです。

そこでまずカットしたいのが、少量で塩分の多い漬け物です。次はみそ汁。みそ汁を飲まなければ大幅な減塩にはなりますが、それではやはりもの足りなさが残ると思います。ですから、具を食べ、汁の量を半分にするなど調整しましょう。

これで1・5グラムの減塩となり、3・6グラムです。もう一声というところです。

そこで小鉢のひじきの煮物を半量残せば、全部で1・8グラムの減塩となり、3・3グラムになります。

このように和定食は、だいたい主菜、副菜、汁物とごはん、漬け物の組み合わせになっています。メインはしっかりと食べる代わりに、ほかを少しずつ減らす。この食べ方に慣れていけば、無理なく減塩できるようになるでしょう。

とんかつよりもエビフライ

とんかつは、焼き魚や煮魚より塩分控えめです。

とんかつ1人前（肉90グラム）の塩分量はだいたい1・0グラム。揚げ物ならではの香ばしさがあるため、下味の塩はそれほど必要ではありません。ですから、塩が臭み取りの役割も果たす焼き魚や、しょうゆを使った煮魚よりも塩分が抑えられるのです。

揚げ物類は総じて、煮物などのしょうゆを使うメニューより塩分は少なめです。しかし、からあげのようにしょうゆなど下味をしっかりもみ込んだものは別。からあげ3個（120グラム）の塩分量は1・1グラムと多めです。

話をもとに戻して、では焼き魚定食よりもとんかつ定食のほうが減塩メニューかというと、一概にそうは言えません。なぜなら、あとからかけるソースの量が問題だからです。

中濃ソースやとんかつソースは、大さじ1杯で1・0グラムの塩分が含まれます。それだけソースをかけたとすると、とんかつ自体の塩分と合わせて2・0グラムになり、結局のところ焼き魚と同じ量だけの塩分を摂ることになります。

しかも、とんかつだけでなく付け合わせのキャベツの千切りにもドボドボとソースをかけるという人もいますよね。そうなると、とんかつ自体の塩分は少なくとも台無しです。

塩分を抑えるには、「とんかつといえばソース」と何も考えずにソースをかける習慣をやめること。できれば一度、レモンを絞り、ソースなしで1切れ味わってみてください。意外としっかり味がついていると感じたら、そのままで食べましょう。それでも少し塩気が足りないと思えば、そこで初めてソースに手を伸ばし、調節しながらソースをかけるようにしてください。

そしてとんかつよりも、さらに減塩メニューとしておすすめなのがエビフライです。エビフライはレモンを絞り、タルタルソースで食べます。タルタルソースのベースはというと、マヨネーズです。

ここでピンときた人は、調味料の塩分がだいぶ頭に入っていますね。54ページで挙げたように、マヨネーズの塩分は中濃ソースやとんかつソースにくらべ、だいぶ少なめでした。タルタルソースはマヨネーズより塩分はやや多くなりますが、それほど変わりません。ですから、ソースをかけるとんかつより、タルタルソースで食べるエビフライのほうが減塩メニューなのです。

なおエビフライ1人前3本の塩分は、とんかつと同じで1・0グラムほど。タルタルソースの塩分は大さじ1杯で0・4グラムなので、タルタルソースを残さず食べても1・4グラムに抑えられます。

同じく魚介のカキフライは、カキにもともと塩分が含まれているので、塩分は少々多めです。1人前4〜5個で1・6グラムほど。ですが、ソースではなくタルタルソースにすれば、塩分は、ソースをかけた場合のとんかつと同程度になります。

ボリュームもあって、ソースに気をつけさえすれば、塩分が比較的抑えられる揚げ物メニュー。減塩生活に上手に取り入れたいものです。

洋食屋でパンとごはん、どっちを選ぶ?

洋食は和食にくらべ、塩分控えめの傾向にあるとすでに述べました。ですが、選び方によっては、和食と変わらないくらいの塩分を摂ってしまう場合もあります。

たとえば同じハンバーグでも、次のAさんとBさんの頼み方では、どれくらい塩分量が違うと思いますか。

Aさん　和風おろしハンバーグ、スープ、パン
Bさん　デミグラスソースハンバーグ、サラダ、ライス

まずは、メインディッシュのハンバーグの塩分量を見てみましょう。ハンバーグやステーキなどには、必ず下味がついています。そこにさらにソースが加わり、そのソースの種類によって塩分量は変わってきます。

和風おろしハンバーグなら、塩分は2・5グラム。対して、デミグラスソースハンバーグなら2・1グラム。和風ソースや照り焼きソースは、ベースにしょうゆが使われているので、やはり塩分は多めになります。それよりはデミグラスソースやトマトソースのほうが塩分を抑えられます。

次に主食です。洋食の場合、主食はたいていパンかライスかを選べます。これまで読

んできた方なら、どちらを選ぶのが正解か、わかりますね。正解は塩分ゼロのライスです。

一方、パンを選ぶとロールパンなら60グラム（2個）で0・7グラム。フランスパンなら50グラム（約1切れ）で0・8グラム。これにバターをたっぷりつけて食べたとしたらプラス0・2グラム。ライスにすれば約1・0グラムの減塩になるということです。

最後は、サイドディッシュ。スープかサラダのどちらかを選ぶとしたら、どちらがよいでしょうか。

スープも種類によって塩分量は変わりますが、コンソメスープ1杯（200グラム）の塩分は0・9グラム、同量のコーンスープでは1・4グラムと多めです。それに対しサラダの場合は、どんなドレッシングをかけるかで塩分量は左右されます。

前にも述べましたが、フレンチドレッシングなど白濁したタイプは、大さじ1杯でだいたい0・5グラム。しょうゆ系だと0・7グラムが目安です。ドボドボとかけないかぎり、スープとサラダでは、サラダのほうに軍配が上がります。

結果、Bさんのほうが Aさんより、すべてにおいて減塩メニューということになります。では、塩分摂取量はどのくらいの差になるでしょうか。Aさんのスープがコーンスープ、Bさんのドレッシングがフレンチドレッシングだと仮定して計算してみましょう。

Aさん　2・5グラム（メイン）＋1・0グラム（主食）＋1・4グラム（サイド）
＝4・9グラム
Bさん　2・1グラム（メイン）＋0グラム（主食）＋0・5グラム（サイド）
＝2・6グラム

4・9グラム−2・6グラム＝2・3グラム→Bさん2・3グラムの減塩!!

Aさんにくらべ、Bさんのほうが2・3グラムも塩分が抑えられています。1日の目標量を考えると、その差はかなり大きいと言えるでしょう。「チリ積も」を実感できたのではないかと思います。

もちろん、たまには和風おろしハンバーグが食べたいと思うこともあるでしょう。そのときはパンをライスに、スープをサラダにして、ソースを少し残すようにすれば、Aさんの食べ方よりもぐっと塩分を抑えられます。

それでもやっぱり「パンも食べたい」「スープも食べたい」となったら、パンにはバターをつけない、スープは半分だけ飲むなど「量」の減塩を実践しましょう。

「洋食だから大丈夫」と思わず、注文時に「これとこれの組み合わせにしたら、塩分が多くなるかも」とほんの少し考えてみてください。それが「食べたい」を我慢せずに減塩する秘訣です。

餃子のたれは本当に必要？

ラーメンや餃子にチャーハン、麻婆豆腐や酢豚などの定食。出てくるまでが早く、手頃でボリュームも満点のため、中華料理店をよく利用するという方は多いのではないかと思います。

しかし、中華料理は概して塩分が多めです。それは、中華料理に使われる調味料自体が塩分多めで、しょうゆやみそに匹敵するほどだからです。

たとえば、麻婆豆腐に欠かせない豆板醬《トウバンジャン》は小さじ1杯で1・2グラムと、淡口しょうゆの1・0グラムよりも塩分が多くなります。オイスターソースは小さじ1杯0・7グラムと、みそとほぼ同じです。

麻婆豆腐の場合は、豆板醬だけでなく甜麵醬《テンメンジャン》、しょうゆなどを加えるので、1人前の塩分は4・0〜5・0グラムくらいになります。それに中華スープ、ザーサイ、ごはんなどがセットになった定食を食べるとどうなるでしょうか。

ザーサイは、小皿に盛りつけた15グラムほどで塩分は1・0グラムと、少量でも塩分は多めです。わかめなどの入った中華スープは1杯200グラムで1・0グラム強というところ。ごはんは塩分ゼロなのでカウントしないとして、麻婆豆腐定食を残さず食べたときの塩分量は7・0グラムを超えることもあり、1食で1日の目標量に達してしまいます。

同じようにチャーハンと餃子に、中華スープとザーサイがセットになった定食も、塩分が多いものの組み合わせです。

チャーハン1人前の塩分は3・0グラム前後。餃子は5個で1・5グラムほどですが、酢じょうゆをつけると、しょうゆ大さじ1杯分として約1・0グラムがプラスされます。それに先ほどのスープ、ザーサイを合わせると、総塩分量は7・5グラムになります。

そこでザーサイを食べるのをやめ、中華スープを半分だけ飲むようにすると、塩分はマイナス1・5グラム。それだけで20％の塩分をカットすることができます。

ほかに塩分がカットしやすいのは、酢じょうゆです。餃子にはあらかじめしっかり味がついていますから、酢じょうゆなしでも十分おいしく食べられます。それでももの足りなく感じるなら、塩分のない酢とラー油だけを使うようにしましょう。

同じく春巻きやシューマイも、たれをつけずに食べる習慣をつけたいもの。春巻きの塩分は2個で1・1グラム、シューマイは餃子と同じく5個で1・5グラムが目安です。からしだけつけて食べれば、たとえからしに塩分が含まれていたとしても、小さじ1杯で0・4グラムなので、しょうゆをつける場合にくらべて少量で済みます。

また、中華は概してボリュームがあるもの。麻婆豆腐の肉あんやチャーハンを少し残すなどして、腹八分目を心がけると減塩にも効果的です。

ざるそばとかけそば、どっちを選ぶ？

忙しいときや旅行先でさっと食べられるそば。昼食での登場回数が多いメニューだと思いますが、ざるそばとかけそばでは、どちらが減塩生活に適しているのでしょうか。

そば自体に含まれる塩分はゼロか、含まれていたとしても少量だと前にお伝えしました。となると、問題はつゆです。ざるそばのつけつゆは濃いし、さりとてかけそばのかけつゆも量がたっぷりでそれなりに塩分が多そうです。

少々迷うかもしれませんが、答えは「ざるそば」です。ただ、食べ方次第ではざるそばのほうが、塩分が多くなることもあるので要注意です。

まずは、単純にざるそばとかけそば1人前の塩分を比較してみましょう。

ざるそばの場合、つけつゆ（80ml）に含まれる塩分は2・7グラム前後で、練りわさび（3グラム）の0・2グラムを足すと約3・0グラムになります。

一方のかけそばは、薬味の一味とうがらしや七味とうがらしに塩分は含まれていませんから、かけつゆの塩分がそのままかけそばの塩分ということになります。かけつゆの濃さは店や地域によって差があり、だいたい4・0～5・0グラムの幅があります。

結果、ざるそばのほうが減塩メニューだとなるわけです。しかし、これはかけそばのつゆをきれいに飲み干した場合。つゆを半分残したとしたら、塩分量は2・0～2・5に抑えられます。逆にざるそばでも、つけつゆをそば湯で割って、全部飲んだとしたら、まるまる約3・0グラム摂取することになり、ざるそばのほうが塩分は多くなります。ですから、どう食べるかが重要だということです。

ざるそばの減塩の食べ方は、かけそばと同じく、できるだけ口に入るつゆの量を減らすこと。そばをどっぷりとつゆのなかに入れず、ちょんちょんと先端に軽くつけるようにしましょう。そうしてつゆを多く残せば残すほど、減塩できます。

なお、かけそばにトッピングをする場合は、何をのせるかでも塩分量は変わってきます。

トッピングのなかで、高塩分なのはあまじょっぱく煮つけたきつね。2枚（50グラム）で塩分は1・0グラム近くになります。そのほか、かまぼこは2枚で0・3グラム、わかめも20グラムで0・3グラム。かき揚げや海老天などの天ぷら類は、それ自体の塩分は0・1～0・3グラム程度とそれほど多くありませんが、つゆを吸った分だけ口に入る塩分は増えるので気をつけてください。

カレーうどんはなぜ要注意なのか

そばときたら、次はうどんを取りあげましょう。

同じ店で食べるなら、つゆや具材の塩分は、そばもうどんも同じと考えていいでしょう。そばにくらべるとうどんは、総じて塩分が多くなります。なぜなら、前にも述べたように、うどんにはもともとめん自体に塩分が含まれているため、その分だけつゆ、具材の塩分に加算されるからです。

うどん1玉に含まれる塩分は、0・7グラム。大盛にすれば、もちろんそれだけ塩分は増えます。

では、ここでまた問題です。きつねうどんとカレーうどん、塩分が多いのはどちらでしょうか。

答えは意外に思うかもしれませんが、見た目はあっさりしているきつねうどんです。

きつねうどんの塩分は6・0グラム弱といったところ。対してカレーうどんは、4・

0〜5・5グラムくらいになります。カレーうどんは、カレー粉の風味がきいているため、塩分が抑えられる傾向にあるのです。

きつねうどんとカレーうどん、どちらも塩分がかなり多いことは間違いありません。それでもやや塩分が少なく、ボリュームがあるとなれば、カレーうどんを選んだほうがよさそうだと思う人もいるでしょう。しかし、一つ落とし穴があります。それは、汁がめんにからみやすいという点です。

きつねうどんを食べる際、めんだけをすするとすれば、汁はかなり器に残ります。では、カレーうどんの場合はどうでしょうか。

食べ終わって器を見ると、かなり汁が減っているはずです。カレーうどんの汁はとろみがあるため、めんにからみやすく、知らず知らずのうちに口に入っているからなんですね。となると、たとえきつねうどんを食べたとしても、汁の大半を残せば、カレーうどんより減塩になるかもしれないということです。塩分の総量はきつねうどんより少なくても、汁をたくさん摂ってしまいがちなカレーうどんは要注意なのです。

めんに汁がからみやすいと、塩分摂取量は多くなる。これはラーメンをはじめ、すべてのめん料理に共通して言えることです。たとえば、「スープにめんがからみやすい」と謳われるちぢれめんも、裏を返せばそれだけ塩分を摂りがちだということです。繰り返しますが、問題なのは「塩分がどれだけ口に入ったか」です。

くれぐれも見た目の数字に騙されないように。そのつもりがなくても、食べ方次第では知らず知らずのうちに塩分を摂りすぎてしまうことがある、ということを肝に銘じておいてほしいと思います。

それでもラーメンが食べたいという人へ

塩分が多い料理として、真っ先に名前が挙がるラーメン。減塩を考えるなら避けたほうが無難ですが、「それでもやっぱりラーメンが食べたい！」という人は多いのではないかと思います。そこでラーメンの食べ方について、少しふれておきましょう。

一口にラーメンといっても、さまざまな種類があります。スープの傾向でいうと、もっとも塩分が多いのは、塩ラーメン。次にみそ、しょうゆ、とんこつと続きます。めんの塩分は、うどんよりもやや少なく、1玉で0・4グラム程度。しかしラーメンの場合は、大盛にしたり、替え玉をしたりする人が多いように見受けられます。そうするとうどんと変わらないくらい塩分を摂ってしまうことは言うまでもありません。

さらに塩分を増やす可能性があるのが、トッピングです。なかでも塩分が多いのは、煮卵、チャーシューです。

店によって味つけは異なりますが、煮卵は1個、チャーシューは1枚で0・5グラムを目安として考えてください。それから意外と塩分が多いのは、メンマです。メンマは30グラムで0・3グラム。塩分を減らすには、メンマは残し、煮卵やチャーシューのトッピングを追加しないことです。一方、ねぎやもやしなどの野菜類、コーン、のりなどは塩分を気にする必要がありませんから、安心して追加してください。

とはいえ、ラーメンの塩分量を押しあげているのは、トッピングより何よりスープです。ラーメンの塩分7・0〜8・0グラムのうち、8割前後はスープの塩分です。

たとえスープを半分残したとしても、まだ5・0グラム近くあります。塩分が多いことには変わりありません。そうなると、半分と言わず、できるかぎりスープを残すことが減塩の大きなポイントになります。

そしてラーメンを食べる日の前後の食事では、できるだけ塩分を控えめにしましょう。先述の「帳尻合わせ」をしておくのが賢明です。

牛丼セットよりも牛皿定食

めん類と同じくらい、気軽に食べられる外食メニューとして人気なのが牛丼でしょう。しかしながら減塩を考えると、丼はあまりおすすめできない料理です。理由はのちほど述べますので、まずは牛丼の塩分をチェックしてみましょう。

牛丼の大手チェーン各社は、メニューの栄養成分を公開しています。吉野家の場合、牛丼並盛は2・7グラム、大盛は3・4グラムとなっています。一般的なお店で提供される牛丼より、チェーン店のほうが塩分はやや抑え気味と言えるでしょう。しかし、これにみそ汁をつけるとプラス1・8グラム。並盛とセットで4・5グラムと、そこそこの塩分量になります。

そして見落としてはならないのが、紅しょうがです。紅しょうがは、ピクルスと同じ酢漬けに分類されますが、しっかり塩を使っています。吉野家では紅しょうがの塩分は公開していないので一般的な数字になりますが、軽くトングでつまんだ程度の10グラムでも0・7グラムの塩分があります。好きなだけよそっていいよう、卓上に常備されていますが、気にせずどさっとよそうと、それだけで塩分が大幅にアップということになってしまいます。

さらに塩分を減らすには、牛丼よりも牛皿にすることです。ごはんと具（アタマと呼ぶそうです）が一体化している丼より、牛皿とごはんに分けた組み合わせのほうが、同じ量だけ食べたとしても、塩分は抑えられます。それはなぜでしょうか。

牛皿を食べたあとにお皿を見てもらえばわかると思いますが、汁が少し残ります。一方、牛丼だと、ごはんが吸ってしまって、汁はほとんど残りません。この差が、ダイレクトに響いているのです。つまり、牛丼のほうが汁を多く摂ることになり、塩分が多くなりがちだということです。

これは、すべての丼に共通して言えることです。

親子丼にしろ、刺身丼にしろ、汁やしょうゆをごはんがすべて受けとめ、最終的にその塩分は口に入ることになります。めん類のように汁だけを残すということが難しく、調節がききません。それが、丼をおすすめしない理由です。

牛皿とごはんといったように別々にすると、少々割高になります。ですから、なかなか実行しようという人は少ないかもしれません。しかし丼類は、汁をごはんが吸って、塩分が多くなりがちだということをぜひ覚えておいてください。「つゆだく」などと軽々しく言えなくなってしまうかもしれませんね。

なお、これは家庭で料理する場合にも同じことが言えます。「一つの丼にまとめる」よりも「別々のお皿に分ける」ことが塩分を抑えるコツです。

おすしはしょうゆのつけ方に注意

丼と同じ理由で、注意したい食べ物がおすしです。しょうゆをつけるとき、やはりすし飯がしょうゆを吸いやすいからです。

おすしのすし飯には塩分が含まれており、ただでさえ高塩分のメニューです。にぎり一貫のすし飯に含まれる塩分はおよそ０・２グラム。細巻１切れは０・１グラムほどです。つまり、同じ分量のネタとごはんを食べるのでも、刺身とごはんにしたほうが塩分

おすしのランチ

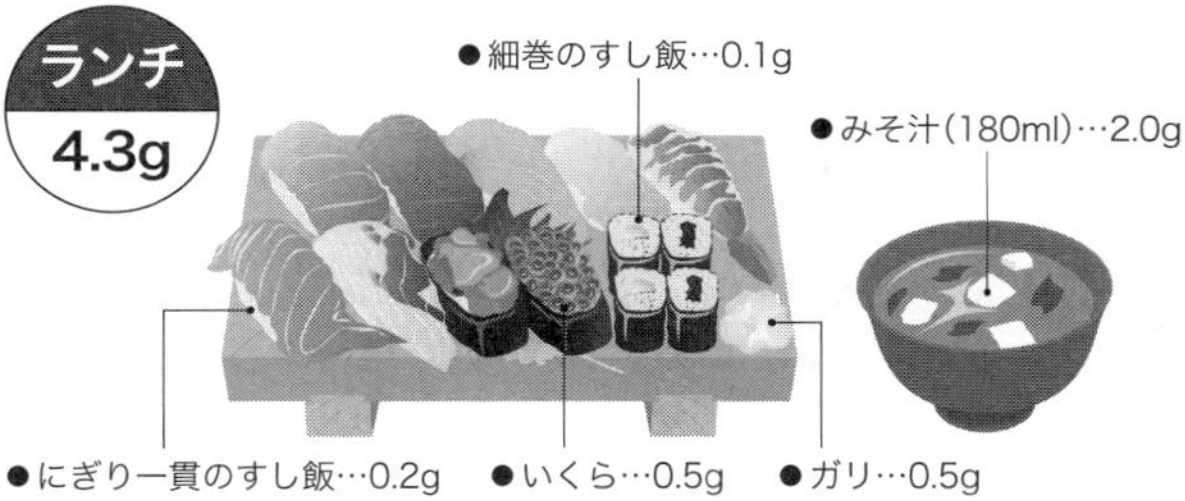

控えめになると言えるでしょう。

また、ネタにも塩分が多く含まれるものがあります。いくらはスプーン1杯20グラムほどで0・5グラムほどの塩分があるほか、しめさばやあなご、玉子、かんぴょうなど味をつけたものも塩分が多くなります。

そして箸休めのガリにも、しっかり塩分が含まれています。

1人前に添えられる量（15グラム）で0・5グラム。そう思うと、ガリにしょうゆをつけるのはご法度だということがわかりますね。

おそらくそのような人はいないと思いますが、おすしはしょうゆをつけずに食べたとしても、1人前でおよそ2・3グラム。ランチメニューだとみそ汁がつくことが多いですから、みそ汁の塩分2・0グラムが加わってしょうゆをつけずとも4・3グラムに達する計算です。

そこでぜひとも気をつけたいのが、しょうゆのつけ方です。にぎりを食べるとき、あなたはどのようにしょうゆをつけているでしょうか。

なかには、これまでしょうゆのつけ方をあまり意識したことがないという人もいるかと思います。しょうゆの小皿にポロポロと米粒が落ちていることが多いという人は要注意。すし飯側にしょうゆをつけている可能性が大です。すし飯側につけると、すし飯がしょうゆを吸って、より多くの塩分を摂取してしまいます。

「自分はネタ側につけているから大丈夫」と思った人も、食べ終わるまでに途中でしょうゆを注ぎ足すことはありませんか。もしそうだとしたら、ネタにべったりとしょうゆをつけているのかもしれません。

塩分を減らすコツは、ちょんちょんとネタの先端につけ、そこから舌にのせること。そうすることで、まず舌が塩味をキャッチして余韻が続くため、少ないしょうゆでも塩味をしっかりと感じられます。

しょうゆは小さじ1杯で、塩分0・9グラム。少なめにつけるなら、1人前小さじ1

杯程度で済みますが、たくさんつけるという人はおそらく小さじ3杯くらい使うことになります。つまり、しょうゆのつけ方次第で、摂取する塩分量に0・9〜2・7グラムまで開きが出るということです。

おすしを食べたあとにいつも喉が渇くという人は、しょうゆをつけすぎている可能性があります。おすしを食べるとき、自分がどんなふうにしょうゆをつけているか、気をつけてみてください。

ポテトフライの塩分が意外と少ない理由

ファストフードと聞くと、カロリーも塩分も多いイメージがあります。なかでもフライドポテトは「しょっぱい」という印象があるのではないでしょうか。

しかし、フライドポテトは100グラムで塩分はおよそ1・0グラムと意外に多くありません。マクドナルドの場合、Sサイズ（74グラム）で0・6グラム、Mサイズ（135グラム）で0・8グラムです。

ではなぜ、フライドポテトは思ったよりも塩分が少ないのでしょうか。

先ほど、おすしにつけるしょうゆを減らすコツで、まずしょうゆのついたところから食べるようにと言いました。それと原理は同じです。

少し話がそれますが、患者さんによく話す例を紹介しましょう。

ゆで卵を買ったときに、塩の小袋がついてくることがあります。

どうやって食べるかというと、おそらく塩をパラパラとかけて、一口かじってまたパラパラとかけてはかじって、というのを繰り返しますよね（前述のように、塩を皿などに出してベタッと卵をつけるのは、余計に塩分を摂ってしまうので厳禁です）。そうすると、必ず塩が残ると思います。全部使うと、しょっぱくてとてもじゃないですが食べられません。

では今度は、ゆで卵を潰して、塩を混ぜるとしたらどうでしょうか。

これが意外なことに、全部混ぜたとしても、食べられないほどしょっぱいとは感じません。卵と塩が混ざってしまうと、塩味を感じにくくなるからです。半信半疑の方はぜひ一度、試してみてください。

フライドポテトの話に戻ると、フライドポテトは揚げあがったところに塩をパラパラとふります。つまり、塩は表面にしかついていません。口に入れたとき、その表面についた塩がまず舌の上にのるので、塩味を感じやすくなるというわけです。

だからといって、ファストフードが安心ということではありません。ハンバーガーのバンズ自体に塩分が含まれますし、パテやチーズ、ベーコンなど塩分の多い具材がたくさん入っています。具が増えれば増えるほど、塩分は多くなる傾向にあります。

たとえばマクドナルドのハンバーガーの塩分量は1・4グラム。ポテトのSサイズとセットにすると2・0グラムになります。チーズバーガーだと2・4グラム、てりやきマックバーガーは2・1グラムです。いくらフライドポテトの塩分が少なめだとはいえ、セットで食べると栄養に偏りがあるうえ、塩分も多くなります。

減塩するには、フライドポテトを塩抜きにして、ケチャップをつけて食べること。あまり知られていませんが、「塩抜きで」と頼むと、塩をふらずに出してくれます。

ケチャップの塩分は小さじ1杯で0・2グラム。塩のかかったポテトを食べるよりも減塩になります。むろん塩ありポテトにケチャップをつけるのは、ダブルで塩分を増やすことになるのでご法度です。

油断できないコンビニおにぎり

忙しいときは、コンビニでおにぎりやサンドイッチを買って簡単に済ますという人はけっこういるでしょう。手軽でつい頼りたくなる気持ちもわかりますが、やはり家庭でつくるものより、塩分は多くなりがちです。

コンビニのおにぎりの塩分が多い理由は、ごはんにあります。ごはんにまんべんなく塩味がつけられているため、それだけで1個0・5グラム程度の塩分になります。それに具の塩分が加わるため、家庭でつくるよりも塩分が多めになるのです。

代表的な具のおにぎりの塩分量はというと、梅おにぎりで1・1グラム、さけおにぎりで1・4グラム、おかかおにぎりで1・2グラム、ツナマヨおにぎりで1・1グラムとなっています。鶏五目おにぎり（1・5グラム）や、梅しそおにぎり（2・1グラム）など、混ぜごはんタイプのもののほうが塩分は多めです。

おにぎりを2個食べ、カップのみそ汁を飲むと、それだけで最低でも4・0グラムを超えてしまいます。みそ汁をサラダに変えて、ドレッシングを控えめにするほうが、栄養面からいっても望ましいでしょう。

おにぎりと同じくらい塩分が含まれているのがサンドイッチです。ツナサンド2個1パックは1・1グラム。卵サンドや野菜サンドは1・3グラム、ミックスサンドは2・0グラムと、具材が増え、ボリュームが出るほど塩分は多くなります。

またコンビニのパスタや丼など、単品ものの弁当類も要注意です。それだけで満足できるようにボリュームがあり、塩分も総じて多めだからです。パスタなど、5・0グラムを超えるようなものも少なくありません。

今はパッケージに塩分が記載されていますから、買う前にぜひチェックしてみてください。塩分が多いなと思ったら、付属の調味料を使わない、ソースや具を少し残すなどの自衛を心がけましょう。

家庭で減塩食をつくるには

献立にメリハリを

家庭で料理して食べる場合、外食と大きく異なるのは、「濃さ」の減塩を実践しやすい点です。

ただ、これまで話してきたように、どれもこれも薄味にすればいいというわけではありません。満足感を得るためには、全体の塩分量を抑えながらも、しっかり塩味が感じられるものとそうでないものとのメリハリをつけることが大切です。

たとえば、主菜、副菜1～2品、汁物を用意するとして、主菜にしっかり塩味をつけたら、副菜や汁物は薄味か、やや薄味にする。逆に主菜があっさりしていたら、副菜もしくは汁物にしっかりと味をつける。そうして1品はしっかりと味をつけ、そのほかを薄味にして、全体のバランスをとりながら総塩分量を抑えることが、おいしさと減塩を両立させる秘訣です。

減塩調理のポイントを先にざっくりまとめておくと、調味料の分量をきちんと計り、それ以上は使わないこと。

味が足りないからといって、あとから調味料を追加していたのではいつまで経っても薄味に慣れることができないでしょう。ちょっと味が足りないかなと思っても、決めた量以上に使わないようにすることが肝心です。

次に、塩味以外の風味やうまみを活用すること。

酸味や辛み、香りのある食材を取り入れれば、塩味は控えめでもおいしく食べることができます。また、香ばしく焼く、こんがりと揚げるなど調理テクニックによって風味をアップさせる方法もあります。

うまみもまた、減塩生活の強い味方です。だしを活用して満足度の高い減塩メニューを目指しましょう。

そして最後に、味のつけ方やそのタイミングに気をつけること。

具体的な方法については後述しますが、少ない調味料でしっかりと味をつけたり、下味のつけ方を変えたりして、知らず知らずのうちに増えてしまう調味料の塩分を減らす工夫をすることです。

減塩食というと、1食あたりの塩分量を2・0グラム未満に抑えるようにとよく言われますが、これは何らかの疾患を抱えて治療が必要な人の場合。予防のためならば、まずは1食3・0グラム未満を目指して減塩メニューにチャレンジしてみてください。

「塩少々」に要注意

レシピで「塩少々」「塩ひとつまみ」という記述をよく見かけます。こうした記述を見て、みなさんはふだん、どのように塩を入れているでしょうか。そもそも「塩少々」と「塩ひとつまみ」では、どちらが多いのでしょうか。

「塩少々」は、人指し指と親指で軽くつまんだ量が目安です。前述しましたが、分量にすると小さじ1／8程度、つまり約0・7グラムに相当すると一般的に言われています。

「塩ひとつまみ」は、人差し指、中指、親指の3本の指でつまんだ量が目安で、「塩少々」よりも多くなります。分量にすると、小さじ1／5〜1／4、約1・0〜1・5グラムとされています。

しかしこれはあくまで目安であって、明確に定められた基準ではありません。つまむ量には個人差があり、人によって多めの人もいれば、少なめの人もいるでしょう。テレビの料理番組を見ていると、「塩少々」と言いながらけっこうな量をふっているケースも見受けられます。

「少々」も積み重なれば、それなりの量になります。

たとえば、主菜と副菜のレシピにどちらも「塩少々」と書いてあったとすると、2品で0・7グラム×2となり、それだけで1・4グラムになります。しかも「塩少々」だけで味つけはすべて終わりというレシピはあまりありません。そこにしょうゆやみそなどほかの調味料の塩分も加わってくるとなると、自分ではそれほど塩を入れたつもりはないまま、けっこうな量の塩分を摂ってしまうことになります。

これは「カロリーゼロ」や「カロリーオフ」の問題と似ています。

清涼飲料水などで「カロリーゼロ」を謳っていても、実はまったくカロリーがないわけではないのをご存じでしょうか。「カロリーゼロ」は100mlで5kcal未満、「カロリーオフ」は100mlで20kcal未満なら、表示できることになっています。むろん、一般的な清涼飲料水とくらべればカロリーが低いことはたしかですが、安心して量をたくさん飲んでしまうと、やはり摂取カロリーはそれだけ増えることになります。

「塩少々」も、同じように「塩分控えめ」のイメージを抱きがちです。「少々」だからといって安心して目分量で塩を加えてしまうと、気がつかないうちに塩分を多く摂ってしまう危険性があります。

「塩少々」を見たら、要注意。ちゃんと計量して、塩分量を正確に把握することが減塩料理の鉄則です。

サラダはドレッシングであえてから出す?

減塩の本を見ていると、よく減塩テクニックとして「サラダのドレッシングは先にあえること」といったような記述が出てきます。

先にあえるのは、ドレッシングのかけすぎを防ぐためです。

卓上にドレッシングを出して、食べる直前にかけると、思いがけずドバッと出てしまうことがあります。そうならないよう、あらかじめドレッシングであえ、追加でドレッシングをかけないようにしましょう、というわけです。

また、あえるとまんべんなくドレッシングが行きわたります。かける場合はムラになりやすいですから、あとからかけ足して多めに使ってしまうことがあるというのが、「あえる」を推奨する理由です。

ただ、単純に「あえればいい」と思うのは、ちょっと待ってほしいと思います。あえれば必ずしも使う量を控えられるかというと、そうともかぎらないからです。

先にゆで卵を例に、あえるほうがかけるよりも塩味を感じにくくなるというお話をしました。それと同じで、サラダにしっかりと味を行きわたらせようとすると、それなりの量が必要になります。また食べる直前にあえないと、野菜から水分が出てきて水っぽくなり、味が薄まってしまうことがあります。ドバッと一気にかけたり、何度もかけ足したりしないかぎり、あえるほうがかけるよりもよりちゃんと塩気を感じながら、塩分を抑えられる可能性があります。

結局のところ、問題なのは目分量や舌だけを頼りにドレッシングを使ってしまうことです。あえるにしろ、かけるにしろ、ちゃんと決めた分量だけ使えば、摂取する塩分量に変わりはありません。

減塩のためには、計量スプーンをキッチンの目につくところに置いて、いつでも使えるようにしておくこと。そして使うと決めた量をきちんと計り、それ以上使わない。それに尽きると言えるでしょう。

塩味以外のバリエーションを

おいしく減塩生活をするには、塩味以外の味を取り入れるテクニックをぜひとも身につけたいものです。

塩味以外の味つけのバリエーションには、主に以下のようなものがあります。

●酸味……酢、柑橘類など

酸味をきかせると味が際立ち、少ない塩分でももの足りなさが緩和されます。また、酢に含まれる酢酸には、血管を広げて血流をよくし、血圧を下げる働きがあります。塩分を体内から排出してくれるカリウムと並び、減塩生活では積極的に摂りたいものの一つです。

酢というと、一般的なのは穀物酢でしょう。すっきりとした酸味が特徴で、酢の物などに向いています。酸っぱいのが苦手という人は、火を通すことで酸味がやわらぎます。

ほかにも、サラダのドレッシングなどによく合うフルーティーなりんご酢、炒め物などに使うとコクが増す黒酢、洋風の肉や魚の味つけに合う香り豊かなバルサミコ酢など、いろいろな種類があります。料理によって使い分けてみてください。

酢だけでなく、レモンやすだち、ゆずなど柑橘類も、料理にさわやかな酸味をプラスしてくれます。揚げ物にソース、焼き魚の大根おろしにしょうゆといった組み合わせをやめ、代わりに柑橘類をきゅっと絞るようにしましょう。

●辛み……こしょう、とうがらし、カレー粉、わさび、からし、ラー油など
ピリリと刺激的な辛さは、塩辛さとは異なるものです。ですが、とうがらしの辛みのもとであるカプサイシンを多く摂る人は、塩分の摂取量を少なく抑えられるという最新の研究結果が出ているように、塩分の代わりに満足感を与えてくれるものです。

和食では、わさびやからしなどを食べる直前につけることが多いですが、料理にも積極的に活用して、塩分を減らしていきたいもの。カレー粉を使った炒め物はよくありますが、粉山椒の炒め物もおすすめです。いつもの塩の量を減らした分、粉山椒を少し入れるとピリリと味が引き締まり、風味も増します。

●香味……ねぎ、玉ねぎ、にんにく、しょうが、みょうが、大葉、セロリなど香味野菜と呼ばれるもの。パセリ、バジル、パクチー（香菜）、ミントなどのハーブ類

香味野菜とハーブの区別は明確ではありませんが、こうした独特の香りや苦みのある野菜やハーブは料理を引き立て、薄味のもの足りなさを補ってくれます。

たとえば、冷ややっこを食べるときにねぎや大葉、みょうがといった香味野菜をたっぷりとのせ、塩をパラパラ、さらにごま油もしくはラー油をたらせば、塩味はほんの少しでもおいしく食べられます。

ハーブ類はなじみがないという人もいるかもしれませんが、ハーブを1種類取り入れるだけで料理の幅がぐんと広がります。たとえば、塩分控えめに味つけした焼きそばにパクチーを散らしてレモンを絞れば、一気にエスニック料理に早変わりです。食わず嫌いをせずにいろいろ試してみることをおすすめします。

そのほかナッツ類など食感がよいもの、炒りごまなどコクと香ばしさがあるものなども料理のアクセントになります。

これまで味つけを塩やしょうゆ、みそに頼っていたという人は、ぜひ積極的に酸味や辛み、香味などさまざまな味わいを取り入れてみましょう。これまでの単調な味つけから、一気にバリエーションが広がって、料理上手を実感できるようになるかもしれません。新しく好みの味を探す気持ちで、いろいろと挑戦してみてください。

うまみを引き出す調理を

減塩メニューの強い味方となるのが、うまみ成分です。うまみ成分は味に深みを与え、薄味でも満足感を与えてくれます。

うまみ成分はいろいろありますが、主なものにグルタミン酸、イノシン酸、グアニル酸の3つがあります。

グルタミン酸は昆布に多く含まれるほか、小麦や大豆、トマトをはじめとする野菜などさまざまな食品に含まれています。イノシン酸は肉類や魚類に多く含まれ、かつおぶしはその代表的な食品です。グアニル酸は、干ししいたけや乾燥きのこ類に多く含まれています。

こうして見ると、うまみ成分とは日々私たちが口にするさまざまな食品に含まれているのだということがわかります。これらの食材が持つうまみをいかに上手に引き出して、料理の味に生かすかが、減塩料理のおいしさを左右します。

たとえば野菜のスープ。無水鍋を使うと、調味料はほんの少しで済みます。理由は、無水鍋を使うと蒸気が漏れずに、野菜がもともと持っている水分を生かし、少ない水で調理できるからです。大量の水で野菜を煮込むと、野菜のうまみは水に溶ける性質があるため、味が薄まってしまいます。無水鍋なら、野菜からうまみが凝縮したスープが出るので、それを生かしてあげれば調味料をたくさん加える必要がないんですね。

トマトや玉ねぎなどうまみの強い野菜を使えば、コンソメやブイヨンは規定量の半分ぐらい、もしくはいらないくらいです。ほんの少し、塩、こしょうをして味を調えるだけで十分おいしいスープができあがります。

同じように野菜を大量のお湯でゆでると、アクや苦み、えぐみは取り除くことができますが、同時にうまみも湯のなかに溶けてしまいます。そこでとくにアクの強い野菜でないかぎりは、この「実践編」の冒頭でも紹介した「蒸す」がおすすめです。

ただ、せいろや蒸し器はかさばりますから持っていないという人、持っていても奥にしまってあって出すのが面倒という人もいるでしょう。そうした場合は、フライパンに少量水を入れて蒸し焼きにするという方法もあります。芋類や根菜類など固いものには時間がかかるので向いていませんが、火の通りやすいキャベツや小松菜、きのこ類などを蒸し焼きにするのには便利です。

簡単だしを活用しよう

うまみ成分たっぷりといえば、和食ならではの「だし」でしょう。だしを使うと、うまみと風味が加わるため、薄味でも満足感が得られます。

最近は、めんつゆを使うレシピが多くありますが、めんつゆには昆布とかつおのだしが使われています。昆布に多く含まれるグルタミン酸と、かつおぶしに多く含まれるイノシン酸は組み合わさると、うまみの相乗効果を発揮します。ですから、万能調味料としてよく使われるようになったのでしょう。

ただ、3倍濃縮のめんつゆは、大さじ1杯で1・7グラムの塩分を含んでいます。ですから、使いすぎは要注意。あくまで料理の隠し味としてほんの数滴たらす程度ならば、料理の味をまとめてくれます。

では、だし自体に含まれる塩分はというと、かつおぶしや昆布、煮干しなどからとるだしは、いずれも塩分濃度は約0・1％程度。みそ汁1杯の分量（200ml）で考えると、塩分量は約0・2グラムと多くありません。ともすると塩分が多くなりがちな和食ですので、だしの活用は減塩生活に必須と言えるでしょう。

ただ、市販の顆粒だしや白だしなどは別です。「食塩無添加」などと特別な記載がないかぎり、あらかじめ塩が加えられています。そこにさらにしょうゆやみそなどで味つけをするでしょうから、その結果、高塩分の料理ができあがってしまいます。

減塩生活をするには、だしを自分でとるのが一番です。ただ、それだと面倒だと感じる人もいるでしょう。たしかに昆布とかつおぶしを使い、一番だしをとろうとするとそれなりの手間がかかります。でもふだんの食事なら、そこまで気合いを入れてだしをとる必要はありません。

簡単なだしのとり方としてよく紹介されているのは水だしです。昆布やかつおぶし、煮干しなどを容器に適量入れて、水を注ぎ、冷蔵庫で一晩置くというものです。茶こしつきの麦茶ポットなどを使えば、こす手間も省けて便利です。好みや料理によって、いろいろな組み合わせを試してみてはいかがでしょうか。

それよりもっと手軽なのは、不織布でできているお茶パックを使う方法。お茶パックに適量かつおぶしを入れて、沸騰した湯にポンと入れればＯＫ。捨てるときはそのまま取り出せばいいので簡単です。

こうしてつくっただしをしょうゆと同量で割れば、だし割りしょうゆができます。冷蔵庫で保存すれば、数週間は持ちます。かけすぎはやはり禁物ですが、先の冷ややっこやゆでた青菜を食べるときなど、ストックしてあると便利です。

干ししいたけや、切干だいこんなどの乾物の戻し汁もおいしいだしになります。捨てずにぜひ煮物などに活用しましょう。

だしのうまみをベースにして、塩やしょうゆなどの調味料は、味を調える程度に最後に少し加える。そんな調理の基本をマスターすれば、無理なく減塩メニューをつくれるようになると思います。

コクをプラスして満足感アップ

みそ汁は、だしを使った料理の代表格。ただ、これまで繰り返し述べてきたように、みそ汁は1杯でも高塩分のため、減塩生活では要注意の一品です。

みそ汁から摂取する塩分を減らす方法は一つに、具だくさんにして、飲む汁の量を減らすことです。具だくさんといっても、いろいろな種類の具を入れる必要はありません。2～3種類の具を多めに入れればOKです。

もう一つは、だしのうまみをきかせて、みその使用量を少なくすること。みそ汁1杯(200ml)に対し、みその量は大さじ1杯が一般的ですが、それを大さじ2／3以下に控えたいところです。

ただ、みそが控えめだとみそ汁を飲んだ気がしないという人もいると思います。そんな人は、酒粕でコクをプラスしてみることをおすすめします。

粕汁というと、酒粕特有の匂いが苦手という人もいるでしょうが、匂わない程度の少量でも十分コクがプラスされます。というのも以前、病院で酒粕入りの減塩みそ汁をつくろうとして、酒粕の量を間違えたことがありました。水(約70ml)に対して、通常の減塩みそ汁はみそを6グラム入れるのですが、それを3グラムに減らしてその代わり同量の酒粕を足すところ、酒粕を2グラムしか入れていなかったのです。そのことがつくったあとから判明したのですが、飲んでみたらものすごくコクがあって驚きました。

6グラムのみそを使うと塩分は0・7グラム、3グラムのみそだと約0・4グラムです。かなり減塩でき、その上、使う酒粕の量も少なくて済むという一石二鳥。まさに怪我の功名とも言うべき発見でした。

酒粕のほかにコクをプラスしてくれるものといえば、油です。油でたくさんの具を炒めてつくる豚汁は、減塩向きの一品です。いろいろな野菜からうまみが出ますし、油のコクも加わります。豚汁のような「食べるみそ汁」は、減塩だけでなく栄養面からいっても理想的なメニューと言えるでしょう。

油は、煮物にコクをプラスするのにも一役買ってくれます。後述しますが、煮物は高塩分になりがちな料理です。ひじきの煮物やきんぴらごぼうなど、先にごま油でさっと炒めると、コクと風味が加わり、少ない調味料でも満足度が高まります。ぜひ試してみてください。

乾きものにしょうゆを吸わせない

かつおぶしは、料理の仕上げにパラパラとほんの少しふりかけるだけでうまみをアップしてくれるという効果があります。

塩分はそれなりにありそうに見えますが、ひとつかみ10グラムで0・2グラム。かつおぶしの小分けパックの分量は2〜5グラムとまちまちですが、仮に2・5グラムだとすると、塩分はわずか0・05グラムしかありません。ほとんど気にする必要のない数値です。

味に深みをもたらし、塩分も気にしなくていいとなれば、かつおぶしは減塩生活の強い味方と言えそうです。しかし、一つ気をつけてほしいことがあります。

たとえば、冷ややっこを食べるとき。たいていの人は、豆腐の上にかつおぶしをのせ、その上からしょうゆをかけていると思います。その順番が問題です。

かつおぶしの上からしょうゆをかけると、乾いたかつおぶしがぐんぐんしょうゆを吸い込みます。かつおぶしをのせずにしょうゆをかけると、余分なしょうゆはお皿にたまりますが、かつおぶしはその分も吸ってしまいます。そうしてしょうゆをたっぷり含んだかつおぶしと一緒に豆腐を食べれば、当然摂取する塩分は多くなります。しょうゆの摂りすぎを防ぐには、かつおぶし、しょうゆという順番を変えることです。乾いたものの上に液体をかけるからいけないのであって、順番を逆にすれば、必要以上にかつおぶしがしょうゆを吸ってしまうことはありません。

初めにしょうゆを豆腐にちょっとたらし、かつおぶしはそのあとにのせて食べる。そうすれば、かつおぶしが余分なしょうゆを吸うのを防げます。

冷ややっこの場合、もう一ついい方法があります。それは、しょうゆを別皿にとり、豆腐をそこにつけて食べることです。薬味がのっていない下側をベタッとつけるのではなく、ちょんちょんと軽くふれるようにすれば、使うしょうゆの量は少なくて済みます。これなら外食の場合も実行できます。

たまに豆腐がぐずぐずに崩れ、しょうゆの海のなかにつかっている光景を見かけますが、これも減塩生活ではNG。よくそうなってしまうという人にぜひ一度試してみてほしいのですが、豆腐は三角形に切り、斜めにそって箸でつまむと、崩れにくくなります。そして先に述べたように、先端だけにしょうゆをつけて食べればOKです。

かつおぶしを例に、冷ややっこの話をしましたが、乾物とかけじょうゆの組み合わせはほかの食品でも要注意。たとえば焼きのりも塩分がほとんどなく、風味をアップしてくれる食材ですが、乾物なのでやはりしょうゆを吸いやすいものです。

減塩生活で摂取できる塩分量にはどうしても限りがありますので、どうせならおいしく食べるために使いたいもの。必要のないところでうっかり余計に使ってしまわないように、「乾物を使うときは、しょうゆが先」と覚えておきましょう。

ポリ袋で減塩調理

さばやさけの水煮の缶詰。塩分が多くしょっぱいイメージがあると思います。ですが表示を見ると、「えっ」と驚くくらい少ししか入っていません。さばの水煮缶の塩分は100グラムで0・9グラム、さけの水煮缶は0・6グラムです。

それはなぜかというと、缶詰は真空に近い状態に保たれているからです。空気を抜くことで、少しの塩でも食材のなかまでギュッと味が入っていくため、薄味でもしっかりと味がつくのです。

ただ、家庭には真空パックをする機械なんてありませんよね。ではどうするかというと、ポリ袋を用意してください。もちろん、ジッパーつきの食品保存用袋を使ってもかまいませんが、スーパーなどに置いてあるポリ袋で十分です。

たとえばナムルをつくるときに、もやしやほうれんそう、にんじんなど野菜を軽くゆでたら、ポリ袋に入れ、こしょうとごま油、それに塩や鶏がらスープの素などをほんの少し入れます。そして空気を抜いて、絞った状態で冷蔵庫にそのまましばらく置きます。真空とまではいきませんが、空気をできるだけ減らすと、食材に味がしみ込みやすいので、使う塩の量は少なくて済みます。

もし余裕があれば、同じ材料を入れてボウルにそのまま置いておくのと、ポリ袋に入れてぎゅっと縛った状態で置いておくのと、両方試してみてください。びっくりするほど味のしみ込み方が違うと感じられると思います。

同じく叩ききゅうりをつくるのも、ポリ袋を使うのがおすすめです。

きゅうりを買ってきたら水洗いして、両端を切り落とし、塩をパラパラと少しふりかけます。それからポリ袋に入れて、冷蔵庫でしばらく置きます。きゅうりがしなっとしてきたら、袋に入れたままのし棒などで上からバンバンと叩き、適当な大きさに割ります。

味つけは、中華風にしたかったら、ごま油としょうゆをちょっとたらして、こしょうを入れる。洋風なら、しょうゆの代わりに少し塩を足して、オリーブオイルにこしょうを入れます。好みで乾燥ハーブなどを加えてもかまいません。少し刺激がほしければ、輪切りとうがらしをほんの少し入れるのもいいでしょう。

あとはポリ袋の空気を抜いて、袋を縛って冷蔵庫で放置するだけ。これで立派なおつまみの完成です。

きゅうりは包丁で切るよりも、叩いたほうが本来の甘みを引き出すことができます。ですから、少ない塩分でもおいしく食べられるのです。もう一品何かほしいな、というときにぜひ試してみてください。

煮物は水の入れすぎに注意

ポリ袋を使って空気を抜き、味をしみ込ませるのと同じ原理で、圧力鍋を使って煮物をつくると、少ない調味料でしっかり味を含ませることができます。しょうゆやみそをたくさん使う煮物は、とかく炒め物や揚げ物より塩分が多くなりがちな料理です。

野菜の煮物のレシピを見ると、だいたい2人前でしょうゆを大さじ2杯くらいは使っているでしょうか。濃口しょうゆの小さじ1杯分の塩分が0・9グラムですから、1人前大さじ1杯分が含まれているとすると、しょうゆだけで2・7グラムに達します。

しかも煮物をつくるときというのは、味を見ながらあとから調味料を足すことがけっこうあるのではないかと思います。その原因は往々にして、水の入れすぎです。

煮物をつくるときに水分が少ないと、下が焦げついてしまったり、上まで味がしみ込まなかったりします。ですから、必要以上に水をたくさん入れて煮たり、あとから水を足したりしがちです。水が多くなると、煮汁が薄まってしまい、なかなか野菜に味がしみ込みません。もうちょっと、もうちょっととしょうゆを足しているうちに煮汁の多い、高塩分の煮物ができあがってしまうというわけです。

もちろん煮汁を飲まなければ、摂取する塩分は減ります。しかし、煮汁には野菜のうまみや栄養素が溶け出していますから、できれば飲んでほしいところです。

では、塩分を減らしつつ、なおかつちゃんと栄養も摂れるような煮物をつくるにはどうすればいいかというと、「いかに少ない水で煮るか」が重要なポイントになってきます。そこで圧力鍋の登場です。

圧力鍋を使い、あらかじめ調味料を入れて煮れば、短時間で野菜がやわらかくなり、食材のなかまで味がぐっと浸透します。野菜からも水分が出ますから、水分はだし汁だけで十分。食材や甘みを加えるかによっても異なりますが、これまで水とだしを合わせて1カップ、しょうゆを大さじ2杯入れていたとしたら、2人分でだし汁100ml程度、しょうゆを大さじ1杯程度に減らしても、十分味がしみ込んだ煮物ができあがります。

圧力鍋がない、もしくは圧力鍋を出して使うほどの量ではないというときは、落とし蓋を使うのも手です。

落とし蓋を使うと、少ない煮汁で味を全体に行きわたらせることができます。落とし蓋の代わりにアルミホイルやクッキングシートを使ってもかまいません。とにかく少ない煮汁でしっかり味を浸透させること。それが煮物の減塩のコツです。

味つけは1回に

煮る、炒める、揚げる、蒸すという調理法のなかで、先ほどお話しした「煮る」以外に高塩分になりがちなメニューはどれでしょうか。

外食のところで、揚げ物はソースなどあとからかけるものに気をつければ、意外と塩分は少ないというお話をしました。残る選択肢は「炒める」と「蒸す」ですが、答えは「炒める」です。それは「見えない塩分」のせいです。

先に「蒸す」からお話しすると、蒸し料理は蒸した食材をあとからたれなどにつけて食べるパターン、もしくは味をつけてから蒸してそのまま食べるパターンが一般的だと思います。つまり、味つけのタイミングは加熱前か加熱後の1回ということになります。

一方、「炒める」の場合はどうでしょうか。

肉野菜炒めをつくるとしたら、まず肉に塩、こしょう、酒などをふって下味をつけると思います。それからフライパンに肉と野菜を入れて炒め、最後に塩やこしょう、しょうゆなどを入れて全体にまんべんなく味をつけます。したがって、味つけのタイミングは下味と仕上げの2回ということになります。

からあげなら、肉に下味をつけたあとにそれ以上味つけはしません。下味といいながら、実際にはメインの味つけになっているわけです。他方、野菜炒めの場合は、下味だけで済むことはまずないでしょう。肉には味がついていても、野菜には味がついていないからです。そこで仕上げの味つけ、これがメインの味つけになるわけですが、炒め終わるところでもう一度、調味料を加えて全体の味を調えることになります。

つまり、2回味つけをすることが多い「炒める」は、それだけ塩分が多くなる可能性があるということです。下味のときはたいして塩をふっていないからと、その際に使われる塩分はついつい見過ごされがちです。これが「見えない塩分」となって炒め物の塩分量を押しあげるのです。

塩分を減らすためには、味つけは仕上げの1回だけで済ませること。

そう言うと、食材の臭みをとるために下味は必要ではないかと思うかもしれません。

そういう場合は、塩やしょうゆなどの塩分が含まれている調味料を使わない形での下ごしらえを考えればいいのです。

たとえばレバニラ炒め。レバーの臭みを取り除く方法には、氷水につける、牛乳につけて洗うなどいろいろありますが、いちばんはさっと火を通すことです。短時間、熱を加えることで臭みを感じさせないようにするのです。

つくり方は、まずレバーをしょうがと酒につけます。塩やしょうゆは入れません。そのあと軽く片栗粉で衣をつけ、多めの油でさっと火を通します。あとは野菜炒めの要領で普通につくれば、下味の塩分はゼロでおいしいレバニラ炒めができます。

下味といえば、長年の習慣で塩に手が伸びるという人は多いのではないかと思いますが、そのクセをやめること。下味をつけたいなら、こしょうや酒、ハーブなど塩分のないものだけにして、メインの味つけは1回にとどめること。そうすることで意識せずに摂っていた「見えない塩分」を減らすことができます。

なお「見えない塩分」に関して一つ、つけ加えておくと、青菜などを下ゆでする際に入れる塩は、鍋いっぱいの水に対してひとつまみ程度。塩分濃度にすると0・01%にも満たないですから、これに関しては神経質になる必要はないでしょう。

味つけは片面だけに

「味つけは1回にする」と同じく覚えてほしいのが、「調味料を片面だけにつける」という小ワザです。

口に含んだときに、まず塩味のあるところがふれると、少ない塩分で満足感が得られることを「ゆで卵」の例でもってお話ししました。卵の表面に塩がふってあると、舌がまずその塩をとらえて、塩気の余韻がしばらく残ります。そのため、使う塩の量は少なくても、塩味をしっかりと感じられるという減塩テクニックですね。

「調味料を片面だけにつける」も、いわばこの法則の応用例です。

たとえば、焼きおにぎりをつくるとき。しょうゆやみそを表につけ、裏にもつけますよね。さらに側面にも入念につけるという人もいるかもしれません。

ですが、先の法則でいえば、塩味をまずとらえるのは最初に舌がふれたところだけ。ならば、片面だけしっかりつけてあげれば、ちゃんと味がします。

片面だけだと、裏面や側面につけていた分を減らせるので、それだけで単純に考えれば3面なら1／3、2面なら1／2に塩分を減らすことができます。それだと味気ないのではないかと思うかもしれませんが、焼きおにぎりはしょうゆの焼けた香ばしさが加わるので、片面でも十分おいしく食べられるでしょう。

ステーキなど肉を焼くときも、下味をつけず、仕上げに片面だけ塩、こしょうをふってみてください。

鶏肉の照り焼きや、魚のみそ焼きなども調味料は片面だけに。みそ焼きの場合、みそにヨーグルトやマヨネーズなどを加えると、さらに減塩できるのでおすすめです。

焼き魚に仕上げの塩マジック

焼き魚もまず臭みをとるために塩をふるという人がいるでしょう。全体にまんべんなく塩をふり、しばらく置いてから、魚から出てきた水気をキッチンペーパーなどで拭き取り、魚を焼く。そんなふうにふだん焼き魚をつくっている人は多いのではないかと思います。

ですが、塩をふって臭みを抜くということは、水分の代わりに塩分が入っているということ。新鮮な魚を使い、素材本来の味を楽しむようにすれば、塩をふる必要はありません。最初に水気を拭き取るだけで十分です。

さらに減塩メニューにするためには、塩をふるタイミングに注目です。それは、ほぼ焼きあがってから最後に塩をふるという手順です。

ふつうは魚にまんべんなく塩をふってから、グリルに入れて焼きます。しかし、減塩の焼き魚は、焼く前に塩をふりません。キッチンペーパーなどで水気を拭き取ったら、そのままグリルに入れて焼きます。

ほぼ焼けたかなというところで、一度出してパラパラと塩をふります。塩をふりかけたあとに、ふたたびグリルに入れます。そうして最後、1、2分さらに焼きます。すると、こんがりと塩に焦げ目がつき、見た目にもおいしそうな焼き魚ができあがります。

最初に塩をふる場合は、おそらく表、裏と全面に塩をふりかけていると思いますが、これだと片面の量だけで済みます。さらに塩をふってから焼くと、水分が出ていくのと同時に、塩が魚のなかまで浸透していきますが、ほぼ焼きあがった状態だと水分が抜けているので、塩はなかなかまで入っていきません。

化粧塩といって、焼く直前に全体に塩をふりかけたり、尾ビレ、背ビレ、胸ビレなどに塩をすり込んだりして、焼きあがったときに表面に白く塩が残るように焼く方法があります。うっすらと魚が塩で化粧をしたように美しく仕上がるため、この名がつけられています。

それと同じで、最後に塩をふってもう一度火を入れると、表面に塩が残り、きれいに焼きあがります。そして塩のついたところから口に入れれば、こんがりと香ばしく、塩味もしっかり。さらに「減塩の焼き魚」といううれしい効果が得られます。

とろみで味をまとわせる

とろみのついたおかずの多い中華料理。中華料理は塩分が多いと言いましたから、とろみのある料理は全般的に塩分が多いと思われるかもしれません。しかしそれは外食の場合で、家庭で食べる場合はつくり方次第で減塩メニューになります。

たとえば、鶏肉や白身魚といったたんぱく質と野菜の炊き合わせをつくるとします。減塩メニューをつくろうと、だしとしょうがで煮含め、塩分は最後に数滴、香りづけにたらすしょうゆだけにしたとします。これならもちろん塩分は抑えられますが、きっともの足りなく感じることでしょう。

一方、同じように魚や肉、野菜を煮含めてから、今度は具を先に取り出します。残った煮汁に同量のしょうゆを加えて煮立たせ、片栗粉でとろみをつけます。そして、器に盛りつけた具の上に、この煮汁をとろりとかけたとしたらどうでしょうか。

先のただ煮汁と一緒に盛っただけのものより、よっぽど満足感が得られるはずです。だしや食材のうまみや風味、しょうがの辛み、しょうゆの塩味がとろみによって一つにまとまり、具材とからみ一緒に口のなかに入るからです。

要は、少ない調味料でしっかり味をからませるために、とろみは強い味方になってくれるということです。

豚肉のしょうが焼きのレシピで、肉に小麦粉をまぶし、たれをからみやすくする方法があります。たれが濃ければ、小麦粉をまぶしたほうが当然、口に入る塩分は多くなります。ならば、小麦粉をまぶさないほうがいいでしょうか。

それはあなたの好み次第です。小麦粉をまぶしたほうがおいしいと思うなら、小麦粉をまぶして、代わりにたれの塩分を減らすようにしましょう。

たとえば、たれにはみりんや砂糖、すりおろしたしょうが、しょうゆを使うのが一般的ですが、甘みとしてみりんや砂糖の代わりにすりおろしたりんご、もしくはりんごジュースやパインジュースなどを入れてみましょう。そうすると甘みだけでなく酸味も加わるので、しょうゆを控えても食べ応えのある味わいになります（もちろん、豚肉に塩の下味はつけずに「味つけは1回」で済ませてくださいね）。

このようにただ塩分を減らすのではなく、おいしいか、おいしくないかという視点を常に忘れないことが大切です。そしておいしくするにはどうすればいいかを考え、工夫することが減塩生活を長続きさせるコツです。

付録　減塩料理のコツ

料理するときに、どんなことに気をつければおいしく減塩できるのでしょうか。定番料理を例に挙げながら、減塩料理のコツをご紹介します。

ポイントをつかんで、ほかの料理をするときにも応用してみてください。

・おひたし

ちょっと一品、野菜をプラスしたいときに便利な青菜のおひたし。

名前のとおり「ひたす」のが本来のつくり方ですが、ゆでたほうれんそうや小松菜などにかつおぶしをのせ、しょうゆをかけただけのものを指すこともあります。ただ、この食べ方だとしょうゆをかけすぎてしまったり、前述したように乾燥したかつおぶしがしょうゆをたっぷり吸ってしまったりして、思いのほか塩分を多く摂ってしまうことになりかねません。

塩分を摂りすぎないおひたしのつくり方は、ちゃんと「ひたす」ことです。その際、ひたし液にはしょうゆをほんの少し加えただし汁を使うようにしましょう。

だしとしょうゆの割合の目安は２：１。これで塩分が１／３におさえられます。しょうゆの代わりにポン酢を使えば、さらに減塩になります。

つくり方のポイントは、青菜の絞り加減です。水っぽいままだと、ひたし液が薄まってておいしくありません。かといって、ぎゅうぎゅうとかたく絞りすぎてしまうと、ひたし液がなかまでしみ込みすぎてしまいます。4〜5センチ幅に切った束を両手でぎゅっと軽く握る程度で十分です。

しっかり味をしみ込ませるため、ひたす時間は1時間くらいほしいところです。お皿に盛りつけたら、仕上げにかつおぶしをパラパラ。かつおぶしのうまみが、薄味のもの足りなさをカバーしてくれます。かつおぶしのほか、焼きのりやごまなども風味をアップするのに役立ちます。

しっかり味のついたおかずと組み合わせれば、副菜のおひたしは薄味でもそれほど気にならないでしょう。献立のバランスを考え、ちょっとした一品で塩分を摂りすぎてしまわないように気をつけてください。

・きんぴらごぼう

きんぴらごぼうは、つくり方次第で簡単に減塩できる一品です。

調理のポイントは「煮ないこと」。

煮ている間にしょうゆがしみ込み、塩分が多くなる原因になります。ですからしょうゆを入れたら、煮ずにからめるだけにとどめます。

手順は、まず弱火で鍋やフライパンにごま油を入れ、ごぼう、にんじん、とうがらしを加えて炒めます。しんなりしてきたら、砂糖もしくはみりん、酒などしょうゆ以外の調味料を入れ、火を強め、水分を飛ばします。

水分がなくなったら、鍋肌にそってしょうゆを少量まわし入れます。少量とは、ほんの少し、気持ち分というイメージです。しょうゆを入れたら、さっと手早く全体にからめて終わり。好みで、すりごまを加えましょう。

こうすると、食材には甘みやごま油のコクや風味がしっかり行きわたり、しょうゆは少量で済むうえに、表面にも味がちゃんとつきます。また強火で炒めることでしょうゆの香ばしさも加わって一石三鳥です。

以上が基本のつくり方ですが、さらに手軽においしくする工夫として、炒めてしょうゆを入れる前にめんつゆをほんの2、3滴たらすという裏ワザがあります。

この場合、めんつゆは味つけというより、いわば味のまとめ役です。煮詰めずにつくると、どうしても砂糖の甘みやしょうゆの塩味などそれぞれの味が立ってしまいます。そこでめんつゆを使うと、昆布だしのグルタミン酸、かつおだしのイノシン酸といったうまみが加わり、味がまとまるのです。

味つけのためではないので、入れすぎは厳禁。ちょっと入れすぎたと思ったら、あとで加えるしょうゆの量を減らすように加減してください。また、手軽さを考えてめんつゆを紹介しましたが、代わりに濃いだし汁を使っても、もちろんOKです。だし汁のほうが塩分は少ないですが、ほんのわずかな量なのでめんつゆでも大丈夫です。

・ポテトサラダ

コンビニやスーパーのお惣菜売り場には必ずあるポテトサラダ。塩分は100グラムあたり1グラム以下のものが多く、少量であれば減塩向きの一品と言えます。家庭でつくる場合は、0・5グラム以下に抑えることも難しくありません。

まずポテトサラダの塩分を押しあげるのが、ハムやベーコンです。加工肉を使うなら、その塩気を利用しましょう。味つけに塩は入れず、塩分はマヨネーズだけでプラスするようにしてください。加工肉の代わりに、食塩無添加のツナ缶を使ってもおいしく減塩できます。

そのほか見落としがちな塩分としては、野菜の下ごしらえに使われる塩があります。きゅうりは塩もみしてから水気を絞って使いますが、このときに塩をふりすぎないよう注意しましょう。

塩もみの代わりにおすすめなのは「立て塩」です。立て塩は、野菜や魚介類に使われる下調理の方法で、塩水に浸すことを指します。浸透圧の関係で、食材のなかの水分が抜け、塩分が均一に吸収されるという、塩もみと同じ効果があります。

立て塩には、海水と同じ3％の塩分濃度の塩水を使うのが一般的ですが、ポテトサラダに入れるきゅうりの場合は1％でも十分です。塩味をつけるというより、水分を抜いて、サラダがベチャベチャになるのを防ぐことができればいいからです。

つくり方は、100mlの水に対し、塩1グラム（小さじ1／4弱）を加えて塩水をつくります。輪切りにしたきゅうりを5分ほど塩水につけたら、あとは水気を切るだけ。きゅうりの重量に対し1％の塩でもんだときとくらべ、塩分は半分以上抑えられます。全体からするとわずかな量なので そこまで神経質になる必要はありませんが、立て塩のメリットは、きゅうりがパリッとして、歯ざわりがよくなるところ。食感も楽しめ、なおかつ塩分も抑えられるというのが、おすすめする理由です。

そして肝心の最後の味つけ。マヨネーズ、フレンチドレッシングなどを使い、塩は極力使わないようにしましょう。酢をきかせてさっぱりと仕上げるのも一つの手です。

もの足りないなと思ったら、黒こしょうを上からかけてください。見た目にもきれいで味のアクセントにもなります。

・おにぎり

コンビニおにぎりは塩分が多めだという話を前にしました。では家庭でつくるおにぎりはどうでしょうか。コンビニと同じくらいとまでは言いませんが、何も考えずにつくるとそれなりに塩分を摂ってしまう原因になります。

おにぎりを握るとき、手に塩をつけて握るという人は多いでしょう。ですが、これはもっとも塩分が多くなるパターンです。塩を手に直接つけるよりは、塩水をつけて握るほうが塩分は抑えられます。塩水で握るやり方は、減塩のコツとしてもよく紹介されています。

しかし、握るときに塩水はなくてはならないものでしょうか。昔ならば保存性を高めるために、塩をしっかりきかせることは必要だったかもしれません。しかし今の時代、それほど長時間持ち歩くこともないでしょうから、塩は必須ではないでしょう。手にごはん粒がくっつかないようにするには、手に水をつけて握り、あとは焼きのりを巻けば十分です。

ただ外側に塩をつけず、具もなかなか出てこないとなると、味気ないと感じるかもしれません。ならば、最初の一口で具にたどりつけるように握ってみましょう。

握り方は、まずごはんを半量手にとり、その上に具をのせ、全体に伸ばすように広げます。残りのごはんをかぶせるようにのせ、軽く3、4回握ります。こうすれば、一口目から具が楽しめるので、外側に塩がついてなくてもおいしく食べられます。

そんな握り方をするのは面倒だという人は、具をごはんに混ぜて、混ぜごはんを握ってみてはいかがでしょうか。混ぜごはんタイプは、大量に握るときにも便利です。

ただ、混ぜごはんだとまんべんなく具を行きわたらせようとして、ついつい具を多めに入れてしまうことがあると思います。具を多めに入れれば、それだけ塩分もアップしてしまうので、入れすぎには注意です。

「具が足りないかな」と思うときのお助け役になってくれるのは、ごまや刻んだ大葉。塩分ゼロの食材で風味をプラスして、おいしく減塩しましょう。

・肉じゃが

ほくほくとしたじゃがいもにしっかり味がしみ込んだ肉じゃがは、家庭料理の定番です。しかし、これまでお伝えしてきたように、しょうゆをたくさん使って味をしみ込ませる煮物は高塩分になりがちな要注意メニューです。

減塩肉じゃがの裏ワザに、しょうゆを半分減らしてその代わりにケチャップを入れるというレシピがありますが、それだとやはり味は変わってしまいます。オーソドックスな味つけで減塩したいという人は「だしをきかせる」「少ない水で煮る」という減塩料理の基本を守りましょう。

つくり方は、まず鍋に油を熱して牛肉を炒めます。色が変わったら、玉ねぎ、にんじん、じゃがいもなどの野菜を加えて炒めます。全体に油がまわったら、だし汁を注いでひと煮立ちさせましょう。煮立ったらアクをとり、砂糖、酒、みりんを入れ、蓋をして煮ます。

ポイントは、だし汁の分量を具材がかぶるよりもやや少なめにすること。蓋で蒸し煮にするので、水分を多めに入れなくてもちゃんと火が通ります。また、砂糖やみりんの甘みは控えめにすること。甘辛のバランスで味は決まるので、甘みを強くすると、その分しょうゆも多く入れたくなるからです。

4〜5分煮たら、蓋をとり、しょうゆを加えて煮ます。通常のレシピでは2〜3人分で、しょうゆ大さじ2というのが一般的ですが、大さじ1くらいに減らしましょう。しょうゆを入れたら、今度は落とし蓋を用意。少ない煮汁で味がしっかりしみ込むよう、落とし蓋をして、汁気が1／4くらいになるまで煮たらできあがりです。

・ぶりの照り焼き

照り焼きは、同じ甘辛味でも、煮つけに比べると、比較的塩分を抑えやすい料理です。煮つけは食材のなかまで味をしみ込ませないとおいしくありませんが、照り焼きは表面に味をつけるだけでしっかりと味がするからです。

つくり方は簡単です。通常のレシピでは、まず塩をふって水気を拭き取るとあると思いますが、新鮮なものを使えば「ふり塩は不要」というのは、減塩料理の鉄則でしたね。臭みが気になる場合は、少量のお酒をふって10分ほど置きましょう。

水気を拭き取ったら、片栗粉、もしくは小麦粉を薄くまぶします。

フライパンに油を熱して、ぶりを両面焼きます。こんがり焼けてきたら、あらかじめ合わせておいた調味料（2人分2切れで、しょうゆ小さじ2、みりん小さじ2、酒小さじ2、砂糖小さじ1）を入れます。このとき、フライパンを少し傾けながら、調味料をまわしかけるのがコツです。調味料が全体によくからんだらできあがりです。

これは、粉をふるうと少ない調味料でも味がよくからむというテクニックを使ったもの。ほかに、ジッパーつきの食品保存用袋を使ってなかまで味をしっかりしみ込ませる方法も有効です。

袋にぶりと調味料を入れて空気を抜き、1時間ほど冷蔵庫で味をしみ込ませます。あとはフライパンもしくはオーブンで焼くだけです。

粉で味をよくからませるか、真空で味をしっかりしみ込ませるか。好みに応じて試してみてください。

・からあげ

からあげは、外食や惣菜店のものだとそれなりに塩分が含まれています。ですが、本来は味をつけたあと、衣をつけて揚げるだけの料理。そのため味つけさえ気をつければ、無理なく塩分を抑えられるおかずです。

前に、からあげの下味は、料理全体の味を決めるものだという話をしました。揚げたあとにはレモンを絞るくらいですから、「下味＝味つけ」と考え、下味の段階で少ない調味料をしっかりしみ込ませることがおいしく減塩するコツになります。

しっかりと味をしみ込ませるには、ポリ袋や食品保存用袋を使って真空に近い状態にするのがコツでしたね。さらに、にんにくやしょうがといった香味野菜を使えば、しょうゆや塩などの塩分を控えても満足感のある一品になります。

ただし、揚げたあとにたれやソースをかける場合は別です。

ねぎだれをかける油淋鶏《ユーリンチー》や、タルタルソースをかけるチキン南蛮など、いずれもあとからたっぷり塩分が加わります。下味の段階ではにんにくやしょうが、こしょうなどを使い、塩分を加えずに極力薄味にすること。「味つけは1回」の鉄則を守りましょう。

・焼き餃子
焼き餃子は、つけだれを考慮しなければ、思った以上に減塩しやすいメニューです。

その理由の一つに、餃子の皮にはあまり塩分が含まれていないということがあります。

小麦加工品は一般に塩分が多いとされますが、餃子の皮は例外です。市販の皮1袋（20〜25枚）に含まれる塩分は0・4〜1・0グラム程度とそれほど多くありません。

もう一つの理由は、シューマイなどにくらべ、焼き餃子には香ばしさが加わるため、それほど餡に味をしっかりつけなくても十分食べ応えがあるという点です。

つくる際には、白菜やキャベツ、ねぎなどの野菜をたっぷり入れて野菜の甘みを生かし、にんにくやしょうがなどの香味野菜、ごま油で風味をプラスしましょう。あとはこしょうを少々、しょうゆも少々。２人前の分量なら、しょうゆは大さじ１／２もあれば十分です。

お酒のおつまみにするなら、クミンパウダーを少々加え、スパイシーに仕上げるのもおすすめです。

さて、残る問題はつけだれです。せっかく餃子自体の塩分を抑えることができても、しょうゆをべったりとつけてしまっては、ここまでの努力が台無しです。

外食の減塩のコツでも書きましたが、たれにはしょうゆを使わず、酢とラー油で食べる習慣をつけることです。

酢のツンとした酸味が苦手という人は、黒酢を試してみてください。黒酢は、ふつうの酢よりもまろやかでコクもあるので、もの足りなさを補うのにも一役買ってくれるでしょう。

・ハンバーグ

以前、米軍基地でハンバーガーのパテをつくっているのを見て驚いたことがあります。どう調理していたかというと、塩味もつけずにひき肉をまとめて、そのまま鉄板にパンパンと叩きつけて焼き、それをバンズに挟んで、ケチャップとマスタードをかけて終わり。非常にシンプルですが、牛肉100％ですからそれでも十分、ジューシーで肉本来のうまみが感じられておいしいんですね。これは一つの減塩テクニックと言えるでしょう。

一方、日本流のハンバーグはというと、下味をしっかりとつけ、さらにデミグラスソースやおろしじょうゆのソースなど、工夫を凝らしたソースをかけて食べます。その結果、おいしいけれど高塩分、ということになりがちです。

減塩ハンバーグをつくるには、「味つけは1回」の法則を守ること。下味をしっかりつけてソースはなしにするか、下味に塩は使わずにソースをかけるかのどちらかにしましょう。

味つけハンバーグの減塩の秘策は、ケチャップを使うことです。2人分の肉だね（200グラム）に対し、塩小さじ1／4（1・5グラム）、ケチャップ大さじ1（塩分0・6グラム）、それにこしょう、ナツメグを少々加えます。かなりしっかりめに味をつけていますが、1人分の塩分は1・1グラム弱。味つけハンバーグはお弁当などにも入れられますので、つくり置きして冷凍しておくと便利です。

ソースをかける場合は、肉だねには塩を入れず、味つけはこしょうとナツメグのみ。それにケチャップ大さじ2（塩分1・2グラム）、中濃ソース大さじ1（塩分1・2グラム）、水を少々加えて煮詰めたソースをかければ、1人分の塩分量は1・2グラムに抑えられます。

家庭でつくる場合、下味もしっかりつけてソースもかけると、全体の塩分は2・0〜2・5グラムくらいになります。味つけを1回にすると、塩分はおよそ半分に抑えられるということ。味つけは控えめにして、肉本来の味を楽しむようにしましょう。

・ナポリタン

ナポリタンは、ソーセージやベーコン、ハムなど塩分の多い加工食品をたくさん使わなければ、比較的塩分を抑えやすいメニューです。

塩を入れずにパスタをゆでても味にそう大きな問題はありませんが、もう一つゆでる際のポイントは「オーバーボイルする」こと。ゆで時間が10分とあったら、それよりプラス1、2分ほど気持ち長めにゆでることです。ただし細いパスタを使う場合、同じように1、2分ゆでると伸びきってしまいますから、規定のゆで時間より1〜2割長くしてください。

喫茶店のナポリタンは、麺がやわらかくもちっとしているのが特徴ですよね。あの食感に近づけるには、アルデンテより少しゆですぎくらいのほうが適しています。しかもオーバーボイルすると、麺が水分をたっぷり吸っているため、なかまでソースが入っていきにくくなります。ソースは麺の表面にからむだけなので、塩分の摂りすぎを防ぐことができるというわけです。

このテクニックはほかのパスタはもちろん、マカロニサラダをつくるときにも有効です。マカロニをオーバーボイルすると、マヨネーズがマカロニのなかまで浸透しないので、マヨネーズを使う量は少なくて済みます。

ナポリタンに話を戻して、具についても少しふれておきましょう。

一般的には、ベーコンやソーセージを玉ねぎやピーマンなどの野菜と一緒に炒め、塩、こしょうで味を調えると思います。ですが、「味つけは1回」が減塩のコツでしたよね。また、ベーコンなどは油で炒めることで味が出てきますから、ここでは塩は入れずにこしょうをふるだけにしましょう。具を炒めたら麺を入れ、最後にケチャップで味をつけて完成です。

あとは、食べる前にかける粉チーズにも要注意。大さじ1杯で0・2グラムの塩分がありますから、かければかけるほど塩分は増えます。粉チーズをどうしてもかけたいという人は、あとから塩味が加わることを前提に、薄味に仕上げるようにしましょう。

・カレーライス
カレー粉は塩分ゼロですから、カレーライスは本来ならば減塩しやすいメニューです。

しかし、市販のルー1皿分約20グラムに含まれる塩分は2・0〜2・5グラムと意外と多いもの。カレーだとついついおかわりしてしまうという人も多いでしょうから、油断していると塩分をかなり多く摂ってしまいます。おまけに福神漬や、らっきょうの甘酢漬けを添えると、塩分の量は相当多くなってしまいます。

ちなみに福神漬の塩分は、大さじ山盛り1杯（15グラム）で0・8グラム。らっきょうの甘酢漬けは5個（10グラム）で0・2グラムが目安です。

とくに福神漬は少しの量でも塩分が多く、要注意の食品です。外食の場合は、どうしてもカレー自体の塩分が多くなりがちですから、漬け物類は食べないほうが賢明でしょう。家庭で、どうしても何か添えたいという場合は、刻んだピクルスがおすすめです。

減塩カレーをつくるポイントは、完熟トマト、食塩の入っていないトマト缶やトマトペーストなどを使い、トマトのうまみや酸味を利用することです。

つくり方は、油でにんにく、しょうがを炒め、香りが出てきたら玉ねぎをあめ色になるまでよく炒めます。玉ねぎをよく炒めると甘みとコクが出ますから、これも塩分を減らすコツの一つです。

玉ねぎがあめ色に変わったら肉、にんじんなどほかの野菜を加えてさらに炒め、トマトやトマト缶などを入れ、カレー粉、水分が足りないようなら水を少し加えて煮込みます。

このとき、水を入れすぎないことも重要なポイントです。水を入れすぎると味が薄まってシャバシャバになり、あとから味を足す羽目になるからです。トマトの水分を生かして、あくまで水はそれを補う程度と考えましょう。

仕上げに、塩を少量入れます。塩は2人分で1グラムを目安にしてみてください。味が足りない場合は、ウスターソースやケチャップをほんの少し加えてみましょう。

市販のルーを使う場合もトマト類を使えば、規定の半分の量でも、もの足りなさをカバーできます。そのほかりんごジュースで甘みをプラスしたり、ヨーグルトで酸味とコクをプラスしたりと、好みに合わせて「我が家の味」を工夫してみてください。

・オムライス

洋食は、和食にくらべると塩分は低めですが、やはり気をつけていないと塩分が増えてしまうことには変わりありません。その代表格がオムライスです。

なぜオムライスの塩分が多くなる可能性があるかというと、ライス、卵、ソースの3構造だからです。それぞれにしっかり塩味をきかせると、積もり積もって塩分が多くなってしまいます。

塩分を抑えるコツは、塩味をきかせるのはライス、卵、ソースのどこか1か所に絞ることです。

となるともっともカットしやすいのは卵に入れる塩です。まず、卵には塩を加えない。そのうえで塩分の多いデミグラスソースやホワイトソースをかけたいなら、チキンライスには塩を入れず、ケチャップだけで味つけする。反対にしっかり味つけをしたチキンライスにしたいなら、ソースは塩分の多いデミグラスソースやホワイトソースにせず、ケチャップをかけるか、もしくは何もかけないかのどちらかにしましょう。

またライスにチキンではなく、ベーコンやウィンナーなど塩分の多い加工肉を使う場合は、それらの塩気を生かして塩は入れず、ケチャップも控えめにすること。ケチャップの代わりにカレー粉で風味をつければ、より塩分を控えることができます。

ソースの塩分を控えるには、デミグラスソースやホワイトソースよりもケチャップを選ぶのが正解ですが、たっぷりソースのかかったオムライスが好きという人もいるでしょう。でしたら、トマトのうまみを生かしたトマトソースはいかがでしょうか。

つくり方は、にんにくをオリーブオイルで炒め、香りが出たらトマトを加えます。ざっと炒めたら、好みで白ワインやバジルを加えて煮詰め、最後に塩、こしょうで味を調えます。トマトからうまみが出ているので、塩はほんの少しにしましょう。

このトマトソースに、ひき肉を加えれば減塩ミートソースになります。また、パスタだけでなく、チキンソテーやポークソテーにもよく合います。応用がきくので、覚えておくと便利です。

主な参考文献

『外食・コンビニ・惣菜のカロリーガイド』
香川明夫・監修・2017年・女子栄養大学出版部
『第3版　塩分早わかり　FOOD&COOKING DATA』
牧野直子・監修・2013年・女子栄養大学出版部
食品成分データベース https://fooddb.mext.go.jp/

編集協力　澁川祐子
図版作成　米山雄基

著者略歴

濱 裕宣《はまひろのぶ》

東京慈恵会医科大学附属病院栄養部課長。管理栄養士。
1988年佐伯栄養専門学校卒業後、
東京慈恵会医科大学附属第三病院栄養部入職。
分院を経て、2013年附属病院へ異動、現在に至る。

赤石定典《あかいしさだのり》

東京慈恵会医科大学附属病院栄養部係長。管理栄養士。
1991年華学園栄養専門学校卒業後、
東京慈恵会医科大学附属病院栄養部入職。
分院を経て、2014年附属病院へ異動、現在に至る。

東京慈恵会医科大学附属病院栄養部監修の本

『慈恵大学病院のおいしい大麦レシピ』
『慈恵大学病院のおいしい大麦スイーツ』
『その調理、9割の栄養捨ててます!』
『栄養まるごと10割レシピ!』

幻冬舎新書 548

はじめての減塩

二〇一九年三月三十日　第一刷発行

著者　東京慈恵会医科大学附属病院栄養部
濱 裕宣＋赤石定典

発行人　見城 徹

編集人　志儀保博

発行所　株式会社 幻冬舎
〒一五一―〇〇五一　東京都渋谷区千駄ヶ谷四―九―七
電話　〇三―五四一一―六二一一（編集）
〇三―五四一一―六二二二（営業）
振替　〇〇一二〇―八―七六七六四三

ブックデザイン　鈴木成一デザイン室

印刷・製本所　株式会社 光邦

GENTOSHA

Printed in Japan　ISBN978-4-344-98549-0 C0295
と-4-1

幻冬舎ホームページアドレス http://www.gentosha.co.jp/

＊この本に関するご意見・ご感想をメールでお寄せいただく場合は、comment@gentosha.co.jp まで。

幻冬舎新書

本多京子
塩分が日本人を滅ぼす

介護要らずの、幸せな長生きのためには「健康寿命」を延ばすこと。それには塩分を控えることが最重要。だが、味の濃い加工食品や調理済みの既製品を好む現代日本人は、「見えない塩」に侵されている！　意外に知らない、日本の食卓の危機。

奥田昌子
内臓脂肪を最速で落とす
日本人最大の体質的弱点とその克服法

欧米人と比べ、日本人の体には皮下脂肪より危険な内臓脂肪が蓄積しやすく、がん、生活習慣病、認知症などの原因になる。筋トレも糖質制限もせず、おいしく食べて脂肪を落とす技術を解説。

牧田善二
人間ドックの9割は間違い

毎年人間ドックを受診していながら、命を落とす人は多い。そこでは、がんなどの「命を奪う病気」を早期に見つけられないから。健康に長生きするために受けるべき検査とは？　自分の命は自分で守る！

香川靖雄
食べる量が少ないのに太るのはなぜか

「時計遺伝子」の発見により、朝食を食べない人は食べている人に比べて5倍太りやすいことが明らかに。朝食で効果的に痩せる画期的なダイエット手法を、女子栄養大学の副学長が伝授。

幻冬舎新書

阪口珠未
老いない体をつくる中国医学入門
決め手は五臓の「腎」の力

中国の伝統医学で、腎臓だけでなく成長・生殖の働きも含み、生命を維持するエネルギーを蓄える重要な臓器である腎。腎の働きを解説しながら、2000年以上の伝統を持つ究極の食養生法を紹介。

辨野義己
大便革命
腐敗から発酵へ

大腸は小さな努力で病気の発生源から健康長寿の源へとすぐに変えられる。腸内にあるものは腐敗ではなく発酵させよ！　では、よき発酵のために毎日、何を食べるべきか。食の知恵と大便観察の方法を伝授。

石部基実
長生きしたければ股関節を鍛えなさい
1日3分で劇的に変わる！

動かせば100歳まで歩ける。動かさなければ寝たきりに。人体の要である股関節を、どうしたら1日でも長く健康に保てるか。筋力トレーニングやストレッチなどを紹介し、健康の秘訣を伝授する。

曽野綾子
人間にとって病いとは何か

病気知らずの長寿が必ずしもいいとは限らない。なぜなら人間は治らない病いを抱えることで命をかけて成熟に向かうことができるからだ。病気に振り回されず充実した一生を送るヒントが満載。